DE GENESENDE KRACHT FAN MEM Natuer

Yogacharya Shri Anmol Yadav

Ynhâldsopjefte

Foarwurd

Beste lêzers

Dit boek is myn eigen ferhaal. Ik haw in protte leard fan myn libbensûnderfiningen. De gebieten fan ûnderfining binne rjocht iten, ayurveda, natueropaty, spiritualiteit, en godlike kennis. Watfoar kennis ik hjoed ek opdien haw, de boarne dêrfan is myn sykte fan twa jier. As ik dizze twa jier net lijen hie, hie ik troch dizze kennis ûnoantaaste bleaun. Foar 2018 wie ik folslein sûn. Lied oan sykten fan april 2018 oant jannewaris 2020. Ik bin folslein sûn fan febrewaris 2020 oant hjoed augustus 2022. Fan febrewaris 2020 oant hjoed, troch de genede fan God, haw ik noch gjin ien medisinenpil iten. Ik haw it fol fertrouwen dat hoefolle jierren ik ek libje, ik sil dat jier noait siik wurde. Dit is allinich mooglik troch kennis. Ik sil dizze kennis gewoan mei jo allegear diele. Dus kom mei my op dizze reis wêryn ik sil fertelle hoe't ik siik wurden. Twa jier lang wist ik net hoefolle medisinen ik naam en besocht ûntelbere dokters. Fanôf it jier 2020 febrewaris begon ik feroaringen te meitsjen yn myn dieet, meast natuerlik iten, wat al myn sykten einige. Dit is gjin wûnder, mar in folsleine wittenskip. De kennis dy't jo krije nei it lêzen fan dit boek is benammen as folget. Hoe gas wurdt foarme yn it lichem en wat te dwaan sadat der gjin gas foarme yn it lichem hielendal. Wêrom wurdt acidity foarme? Syn folsleine genêzing troch iten. Wat feroarsake constipatie en har behanneling. 90% fan 'e sykten fan' e wrâld ûntsteane troch dizze trije redenen, as jo se genêze, dan wurde de rest fan 'e sykten automatysk genêzen. Ik haw dit boek opdield yn trije dielen. It earste diel is myn libbensferhaal. Yn dizze seksje sille jo details fine oer sawol de sykte as har behanneling. It twadde diel is fan Ayurveda wêryn wy Ayurveda yn ienfâldige taal hawwe definieare. It tredde diel is fan Spiritualiteit en Bhagavad Gita wêrmei jo jo subtile lichem, oftewol geast, kinne genêze. Nei it krijen fan 'e kennis fan God, sille jo de juste manier kinne witte om it libben te libjen.

Haadstik 1 - Tidens de sykte

Darm mikroben ûnbalâns

Dit is fan jannewaris 2018. Ik ha kiespijn. Ik gean nei in sivile sikehûs. De dokter jout my wat medisinen, wêrûnder in antibiotika. Myn kiespijn wurdt genêzen troch it nimmen fan dizze medisinen. Der is in probleem mei antibiotika. Dit soarget foar in ûnbalâns yn ús darmmikroben. As wy antibiotika brûke, stjerre in protte goede baktearjes út 'e mage. Wy neame dit proses Gut Microbes Unbalance. Dit ferswaket de digestive krêft fan 'e mage.

Side-effekten fan it iten fan knoflook

It echte ferhaal begjint yn april 2018. Op in jûn fielde ik honger. D'r sieten wat grammen yn 'e kantoarpantry, dy't ik konsumearre. Myn digestive krêft wie al swak en nei it konsumearjen fan gram, fielde ik de oare deis ûnrêst en milde pine yn 'e mage. Ik gean nei in dokter en nim wat medisinen, mar ik krij gjin opluchting. Dêrnei yt ik jûns in teentsje knoflook. De oare deis nei it iten fan knoflook fiel ik waarmte yn 'e mage en it gas stopet folslein út' e mage. Mei oare wurden, ik koe it gas dat yn 'e mage makke waard net útnimme. Jo kinne begripe wat de tastân wêze sil fan in persoan dy't gas yn 'e mage hat, mar as hy it gas net kin ferwiderje. Dêrnei gie ik nei in sivile sikehûs. Dêrwei brocht wat medisinen jûn troch de dokter. Nei it nimmen fan dy medisinen naam de waarmte yn myn mage wat ôf, mar ik koe it gas dat my yn myn mage foarme wie noch net fuorthelje. Dêrnei gie ik nei in Private Gastroenterolooch (Dokter 1) dws magedokter. Nei alle klinyske tests waarden guon medisinen jûn. Sels nei it nimmen fan dy medisinen bleaunen myn problemen itselde.

Side-effekten fan Clarithromycin Antibiotika

It is in kwestje fan augustus 2020, it wie yn dy dagen it reinseizoen. Sûnt de rein begon, doe't ik moarns wekker waard, begon ik soer yn 'e mage te krijen. Ik makke eartiids soer, it is hjoed bekend, mar doe koe ik net begripe wat der yn 'e mage barde. Oant dy tiid wie der gjin ynformaasje oer wat acidity is. Hjoed, mei de kennis dy't ik haw opdien oer gas, acidity, constipatie en algemiene sûnens, sil ik myn libben lang sûn bliuwe. Sykte is gewoan gebrek oan ynformaasje en neat oars.

Acidity waard mar in bytsje makke en ik bleau de hiele dei sûn, dus ik besocht gjin dokter. Nei in pear dagen begon acidity in skriklike foarm te nimmen. Op 15 augustus 2020 gie ik jûns nei in partikuliere gastroenterolooch (dokter 2). Op dy dei joech er gjin medisinen en sei dat jo endoskopie moarn dien wurde sil en dêrnei sil de medisinen jûn wurde nei it sjen fan it rapport. Endoskopy waard de oare deis dien en Gastritis H. Pylori-ynfeksje kaam yn it rapport. De dokter joech medisinen foar 15 dagen. Sjoen gjin reliëf fan dizze medisinen, gie nei 15 dagen wer nei de dokter. Dizze kear hat de dokter H Pylori-kit foarskreaun wêryn de wichtichste medisinen Clarithromycin, Amoxicillin en Pantoprazole wiene. Nei it nimmen fan dizze medisinen waard myn tastân binnen twa dagen slimmer. Doe't ik wer nei de dokter gie, sei de dokter dat as de ynfeksje fan H Pylori beëinige wurde moat, dan sil de kursus fan dizze medisinen foltôge wurde moatte. Begûn wer medisinen te nimmen, dizze kear koe ik fjouwer dagen medisinen nimme. Mar dizze kear, nei it konsumearjen fan dizze medisinen, begûnen ferskate problemen. Ik kaam út myn kontrôle, myn lichem waard waarm, en myn hertslach waard ek abnormaal. Dit wie de earste kear dat ik soks yn myn hiele libben meimakke hie. Pine kin tolerearre wurde, mar as in persoan net yn 'e kontrôle fan himsels is, dan fertelt de geast wêr't te rinnen. Dy jûns like it dat myn lêste tiid tichtby wie. Ik gyng yn in hoeke fan it terras sitten, en gong lûd om de namme fan God oan te nimmen. Ik wit net wat de macht wie yn 'e namme fan God, mar binnen de kommende minuten wie it folslein kalm. Myn eangst wie fuort. Ik wie folslein yn myn kontrôle. De boppesteande symptomen dy't ik fielde wie in side-effekt fan in antibiotika neamd Clarithromycin.

Effekten fan Clarithromycin Antibiotika op Thyroid Gland

De boppesteande symptomen dy't ik fielde, in diel fan it wie noch oanwêzich yn myn lichem. Binnen fjouwer dagen wie myn lichem folslein droech. Alle bonken wiene sichtber. Ik waard kjel. Ik wie te witten kommen dat der wat grutte feroaringen bard wiene yn myn lichem, dat noch fierder feroaret. Dêrnei gean ik nei it grutste sikehûs fan myn stêd. Ik bin opnommen yn it sikehûs, en al myn testen binne dien. Yn it ûndersyk waarden benammen CT-scan, MRI fan 'e buik, echografie, X-RAY, en alle bloedûndersiken dien. Alle rapporten wiene normaal yn it ûndersyk. Allinich TSH-nivo waard ferhege. De dokter joech my in medisyn neamd Thyronorm, en joech de opdracht dat dit medisyn net foar it libben stopte wurde mocht.

Goede en minne effekten fan molke

In gat jaan oan myn ferhaal soe ik graach oer molke prate wolle, dêrnei geane wy wer troch mei ús ferhaal. Fan it jier 2000 oant it jier 2010 haw ik gjin molke konsumearre. Yn dizze tiid wie myn lichem slank, behendich, altyd enerzjyk en fol positiviteit. Begûn mei it drinken fan molke fan it jier 2010 ôf en dat duorre oant febrewaris 2020. Fan it jier 2010 oant 2017 haw ik allinnich goede resultaten fan molke. Tidens dit wie myn gewicht tanommen yn in lykwichtige bedrach troch it drinken fan molke. It drinken fan molke makke my de hiele dei enerzjyk en lokkich. De dei dat ik gjin molke dronk, fielde ik my minder enerzjy en minder lokkich yn it lichem. Troch dizze kwaliteiten fan molke wie ik ferslave wurden oan it drinken fan molke. Dit wiene guon fan 'e goede kwaliteiten fan molke.

De dagen dat Acidity begon yn augustus 2018. Doe dronken ik ek molke. De wichtichste reden foar de foarming fan acidity hjir wie rein en konsumpsje molke. Ik wist op dat stuit net dat de wichtichste reden foar de formaasje fan acidity de ynname fan molke yn it reinseizoen is. Ik wie net bewust dat wat der yn myn lichem bart is acidity. Hjoed, doe't ik de hiele mystearjes fan it lichem leard bin, kin ik de oarsaken fan it ferline tige goed sjen. As de fersmoargingskrêft swak is, produsearret molke sawol gas as aciditeit. Dus, út it eachpunt fan 'e kennis dy't ik haw opdien, soe ik sizze dat wy nei folwoeksen wurden moatte stopje mei it drinken fan molke folslein. Konsumpsje fan molke fergruttet gewicht. Molke produsearret sawol gas as acidity.

Dat is it wichtichste. Gas en acidity binne de basis fan 70% fan 'e wrâldsykten. As wy de woartel oarsaak eliminearje, dan kinne 70% fan 'e sykten fan 'e wrâld ferdwine.

Us lichem makket safolle cholesterol as ús lichem nedich is. D'r binne yn prinsipe twa boarnen fan cholesterol yn ús lichem. De earste boarne is ús lichem, ús lichem sels makket Cholesterol neffens de eask. De twadde basisboarne is bisteprodukten, dy't benammen besteane út molke en fleis. Cholesterol nimt allinich ta as wy mear cholesterol fan bûten nimme. As molke en fleis stoppe wurde, dan komt it ferhege cholesterol ûnder kontrôle. Hjir mei molke bedoel ik alle produkten makke fan molke lykas molke, ghee, bûter, wrongel, wei, paneer, alle snoepjes makke fan molke.

Sta op by Midnight & Eat

Yn novimber, desimber 2018, gie ik troch in nuver probleem. As ik nachts sliepte, kaam it lûd fan wat lûd út myn mage. Ik wie yn 'e sliep fallen. Ik bleau oant moarn wekker. Twa nije problemen lykas kwaliteit fan stim en slapeloosheid waarden tafoege. It lûd fan deugdsumens yn 'e mage kaam eartiids nei fjouwer oeren fan iten. By al dizze problemen wie myn gewicht ek gâns fermindere. Om it probleem fan deugd kwyt te reitsjen, stie ik midden yn 'e nacht op en begon te iten. Dat lûd hie te krijen mei in lege mage. Docht immen dat goed? Jou alle problemen.

Detaillearre diskusje oer gas en acidity

It jier 2018 is foarby. Myn problemen wiene der noch. Ik siet noch op 2 oant 3 medisinen, benammen Thyronorm foar TSH-kontrôle, dy't mei in lege mage nommen wurde moast as ik moarns wekker waard, in oar medisyn wie foar gas- en aciditeitskontrôle, dy't in healoere foardat meals. Betocht in oare gastroenteroloech (dokter 3) te rieplachtsjen yn jannewaris 2019. Dizze dokter wie tige ferneamd. Har konsultaasjekosten en oare tests wiene fan ekstreem hege tariven. Der wie in gedachte yn myn tinzen, de fergoedingen fan dizze dokters binne sa djoer, miskien kin ik troch har genêzen wurde. As in persoan oerstjoer is, tinkt er mei in protte ferskillende trúkjes. Ik hie in ferlykbere situaasje. Nei de doktersbesite die er ek in kolonoskopy, en alle bloedûndersiken. Krij wat testen dien bûten de klinyk, CT-scan fan buik en boarst, röntgen, ensfh. Der wie wat reliëf fan 'e medisinen dy't dizze dokter joech. De drugs dy't er skreaun hie wiene benammen Normaxin en Providac. Providac wie foaral in kapsule fan in soarte fan goede baktearjes. Dizze medisinen hawwe it probleem fan mage-eigenskippen kwyt, mar mar 30% foardiel waard fûn yn oare mageproblemen. Ik wie folslein ôfhinklik fan drugs. As jo gjin medisinen nimme, dan sille de problemen slimmer wurde.

Mislearre besykjen om thyroiddrugs te stopjen

Alle dokters wiene fan deselde miening oangeande de medisinen fan schildklier, dat ienris dizze pil is begon, it moat iten wurde foar it libben. Ik koe nea akseptearje dit ding sein troch de dokters. Myn yntellekt sei eartiids dat as in sykte ienris yn it lichem foarkommen is, dan de redenen wêrfoar't dy sykte ûntstien is, as oan dy redenen wurke wurdt, dan kin dy sykte fan 'e woartel ôf genêzen wurde. Ik begryp net wêrom dokters sizze dat as de schildklier ien kear foarkomt, men in pil foar it libben nimme moat. Om earlik te wêzen, is foar in part wier wat de dokter sei. Mar net de folsleine wierheid. Eins as wy ienris de schildklierpil begjinne te nimmen, wurdt de schildklierpil gewoan jo frou. Ik bedoel dat dit medisyn sa ferskriklik is dat jo noait kinne stopje. Sels jo sille besykje, mar jo sille mislearre wurde. Sis mar dat de relaasje fan dy pille is foarme, dy't sels net troch besykje kin ferlitte. Elke kear as jo it medisyn frijlitte - dan sil dit medisyn jo bang meitsje. Lit ús witte hoe skriklik dit medisyn is. Nei it ferlitten fan dizze pille komme negative symptomen nei twa dagen. It earste symptoom is nervositeit, twadde swit oer it lichem, tredde bloeddruk is heech, net goed fiele, de geast is net ûnder kontrôle. Yn it algemien is dit medisyn in doalhôf. It is heul lestich om út dejinge te kommen dy't ien kear fêst is. Ik besocht de schildklierpil sawat fjouwer oant fiif kear yn twa jier fan sykte te stopjen. Mar mislearre eltse kear. Elke kear as ik mislearre, stean oerein en besykje it nochris. It probleem mei dizze pil wie dat it fuortdaliks nommen wurde moast nei't se moarns betiid út bêd kommen wie. No is it probleem hjirmei dat jo josels troch in pil herinnerje dat jo sa en sa sykte hawwe. Myn fraach is, stel, sels as jo TSH-nivo yn it normale berik komt, kinne jo dizze pille net oerslaan. Sadree't jo de pille loslitte, sille de boppeneamde symptomen yn jo lichem komme en sil jo TSH-nivo opnij oprinne. Dizze pille kontrolearret it TSH-nivo, mar it lichem wurdt ferslave oan dizze pille. Ik iet in protte medisinen foarskreaun troch dokters tidens myn sykte, mar de negative ferslaving dy't yn dizze pille siet, wie net yn in oare. Ik kaam út it doalhôf fan dit medisyn, wêrfan de útlis yn 'e folgjende haadstikken te finen is.

Flatulence Problem

Yn it jier 2019 begjint it reinseizoen en myn problemen begjinne minder te wurden. Ik tink der oer om in oare dokter te rieplachtsjen. Op dit stuit naam ik yn totaal fjouwer medisinen. Dizze omfetsje Thyronorm, in gaspil foar it miel, Providac, en Normaxin. Nettsjinsteande it nimmen fan al dizze medisinen, wie ik tige oerstjoer. Dizze problemen befetsje benammen gasfoarming en gaspine, soerfoarming en aciditeit troch pine, nervositeit, gjin genietsje fan it libben, as wurdt it libben allinich libbe troch triuwen, gewichtsverlies, hoewol it gjin probleem is, mar it wit ik hjoed. Myn earste gedachten oer gewicht wiene oars, ik wie in protte gewicht kwytrekke dat ik werom woe. Nei it hawwen fan schildklier, myn lichem is wurden as in steapel sân. Meitsje ien hurd wurk en de oare kant brûkt om ynstoarte. Dat is, in besykjen om it gewicht oan 'e iene kant te ferheegjen en oan' e oare kant it gewicht brûkt om wer ôf te nimmen. Op dizze wize wie ek de striid oangeande gewicht oan de gong. In nij probleem is berne dizze dagen. Jûns fan likernôch fjouwer oant seis oere blaasde de mage op as in ballon. Dêrtroch wie it ek dreech om te sykheljen.

Troch al dizze problemen te sjen, waard in nije Gastroenterolooch (mage-spesjalist) oan de dokter toand. De nije dokter die ek al syn ûndersiken op 'e nij. De troch him skreaune medisinen wiene hast de medisinen dy't de eardere dokters foarskreaun hawwe. De ienige medisinen dy't nij yntrodusearre wie in medisyn foar flatulence. It medisyn foar flatulence wurke allinich foar 9 oant 10 dagen en wer waard it probleem itselde. Nei rieplachtsjen fan fjouwer ferskillende Gastroenterologen (maagspesjalisten) begriep ik ien ding hiel goed. Se hiene it maksimum oantal medisinen brûkt dat se hiene. No wie der neat mear oer as dat. Om't alle saakkundigen itselde soarte medisinen foarskriuwe troch se te draaien.

Leaning Towards Homeopathy Treatment

Nei it nimmen fan maksimale behanneling yn Allopathy, wie ik oanstriid nei Homeopathy. Tinkend dat miskien dit probleem kin wurde behannele yn Homeopathy, mei dizze gedachten gie ik nei de grutste Homeopathy Clinic yn 'e stêd. Nei it sjen fan in protte fragen en rapporten, joech guon medisinen. Nei it nimmen fan dizze medisinen waarden myn problemen slimmer. Ik haw dizze behanneling hjir krekt útsteld.

In oar ding dat gewoan wie yn allopaty wie dat gjin dokter oant no ta oer iten praat hie. Hjoed komt it my as in ferrassing dat der sa'n grutte metoade is wêrby't net oer iten praat wurdt.

Leaning nei Ayurvedyske behanneling

Hoe hurd besykje wy de sûnens fan ús lichem werom te krijen. Mar as wy dizze sûnens hawwe, dan wurdearje wy it net. Om't it fergees beskikber is. Wy witte ek de priis fan 'e leafde dy't wy stride om te krijen. Hoe earder wy dit witte, hoe better foar ús. Hjoed haw ik myn sûnens ferlern en fûn it wer, ik wit de wearde. Ik haw bekend de priis, dat is wêrom ik skriuw dit boek. Foar my is dizze kennis fan my it meast weardefolle ding yn 'e wrâld. Miljarden rupees en diamanten juwielen kostje nul foar dizze kennis foar my.

Nei it nimmen fan de behanneling mei twa soarten metoaden, doe't gjin oplossing útkaam, doe tocht ik oan behanneling mei de Ayurvedyske metoade. Berikke in Ayurvedysk sikehûs mei al myn rapporten. Nei it ynspektearjen fan alle rapporten dêr en nei wat fragelist, skreau guon Ayurvedyske medisinen. D'r wie wat lichte reliëf fan dizze Ayurvedyske medisinen, mar it wie net genôch. Ik bleau ferskate moannen medisinen nimme mei de gedachte dat dizze medisinen miskien no wurkje soene, mar alles wie om 'e nocht. Hjoed, doe't ik de stúdzje fan Ayurveda haw foltôge, sjoch ik dat Ayurvedyske medisinen d'r wiene yn dy behanneling, mar Ayurveda wie der net. Dit is de reden wêrom't Ayurveda efter Allopathy bliuwt. Hjoed bin ik te witten kommen dat de kennis fan Allopathy heul lyts is foar Ayurveda. Tsjintwurdich behannelet in Ayurvedyske dokter op 'e linen fan Allopathy. Noch wichtiger dan Ayurvedyske medisinen yn Ayurveda binne de regels fan Ayurveda, dy't wy moatte folgje. Ik herinner my myn ferhaal, de dokter joech my allinich medisinen, mar spruts net oer de prinsipes fan Ayurveda, dus hoe kin ik profitearje fan behanneling. Dêrom sis ik dat d'r ayurvedyske medisinen wie, mar d'r wie gjin ayurveda. 2019 wie ek foarby mei it jier 2018, en myn problemen wiene itselde.

Haadstik 2 - Ferbine mei de natuer

Oerdracht fan kantoar

Fanôf hjir soe in nij haadstik yn myn libben tafoege wurde. De grutste feroaring fan myn libben soe barre. Yn novimber 2019 waard myn kantoar ferpleatst nei in nij plak. De spesjaliteit fan dit kantoar wie dat it oan beide kanten twa grutte parken hie. Fanwege net folle wurk op it kantoar begon ik de measte tiid yn dizze parken troch te bringen. Nei it middeisiten gie ik nei it park en lei dêr op 'e grûn. Ik realisearre ien ding dat myn lunch maklik fertarre waard. Ik hie ien ding begrepen dat it effekt fan 'e natuer op ús lichem is. It hat ynfloed op ús sykten. No seach ik earder minder yn it kantoar en mear yn 'e parken. Twa oant trije moannen wiene ferrûn troch dit te dwaan.

Earste gebrûk fan natuerlik iten

It wie in dei dat ik besleat dat wêrom net in folsleine feroaring yn it dieet meitsje. Dit beslút gie oer it iten fan allinich salade foar de hiele dei. Deselde jûns kocht ik alle yngrediïnten fan 'e salade en naam it thús. Ik sil dy dei fan 5 febrewaris 2020 nea ferjitte dy't myn libben feroare en it behâlde. Bêste lêzers, tink oan dizze datum, om't dizze datum in protte kearen brûkt wurde sil. Moarns gie ik nei it kantoar nei it iten fan allinich salade en naam allinich salade foar lunch. Nei it berikken fan it kantoar, nei it foltôgjen fan guon fan myn taken, gie ik lykas gewoanlik nei it park. Hjoed like de loft yn it park sa kâld en geurich dat ik net folle yn wurden skriuwe kin. Nei it iten fan salade foar de hiele dei, jûns, wie ik útput, net fysyk mar mei tonge. Lichaamlik hie ik mear krêft as oare deistige. Nei't ik troch de tonge slein wie, nim ik iten iten thús. Dus oer it algemien wie ik bliid dat ik teminsten twa mielen út trije mielen koe omsette.

Earste Gebrûk fan Enema

Nei 4 oant 5 dagen fan it begjin fan it dieet kocht ik ek Enema kit. Die it deselde jûn dat ik it kocht. Ik wie tige graach dwaan Klysma omdat myn mage waard net skjinmakke foar in protte moannen. Dêrom hie ik grutte ferwachtingen fan Klysma dat it de mage hielendal skjinmeitsje soe. Yn de lêste faze fan de problemen hie ik begrepen dat as de mage alle dagen goed begjint te skjin te meitsjen, dan sille al myn problemen automatysk einigje. Foar de earste 7 dagen waard klysma sawol yn 'e moarn as yn' e jûn dien en foar de folgjende 7 dagen mar ien kear d.w.s. yn 'e iere moarn. Dêrnei waard it klysma stoppe doe't it wurk foltôge wie. Klysma reinigt benammen de dikke darm. Nei't de kolon is wiske, as suver iten wurdt iten, dan begjint de mage automatysk skjin te meitsjen. Ik soe graach diele wat ûnderfinings yn ferbân mei Anima mei jimme allegearre. Ik wit noch de jûn doe't ik foar it earst it klysma die, as wie der wat gif út myn lichem kaam. Fan binnen út it lichem kaam in swarte stienkoal-achtige stof út it ôffalmateriaal. In protte moannen fan smoargens kaam hjoed út. En dizze ûnderfining wie sa geweldich foar my dat ik dit ding mei elkenien dielde. Nei dit effekt fan klysma wie der in fraach yn myn tinzen dat wêrom ik net earder wist oer klysma.

Drink Green Juice

Nei it dwaan fan klysma wie de mage eartiids skjin mar it wie frij let, ik woe dat de mage moarns betiid klear wie. Hjirfoar begon ik grien sap te nimmen sa gau as ik moarns wekker waard. De earste griene sop wie spinaazje en tomaat. De twadde griene sap wie fan bittere kalbas. Elk fan 'e twa brûkte om sap te konsumearjen. Mage wurdt dúdlik nei oardel oere nei it nimmen fan griene sop fan spinaazje en tomaat. De mage waard skjinmakke pas nei in heal oere fan it nimmen fan bittere kalbassap. Spinaazje en tomatensap is hiel maklik te nimmen, en it smakket in bytsje lekker om te drinken. Mar it nimmen fan bittere kalbassap is in bytsje lestich. Bitter kalbassap feroarsaket milde pine yn 'e mage foar de earste trije oant fjouwer dagen, dus men moat net panyk. Bitter kalbassop makket de mage hiel goed skjin, mei oare wurden, it strie smyt it strie fuort. De sykte wie neat as de smoargens sels.

Hoe meitsje griene sap

Griene sop fan spinaazje en tomaat: - Nim in heale bosk spinaazje en in tomaat. Waskje beide goed. Snij it yn lytse stikken en set it yn 'e mixer. Foegje 150 ml wetter en mingje. Filter it troch in sieve en drink it.
Bitter gourd griene sap: - Nim twa of trije medium grutte bittere kalbassen. Snij it yn lytse stikjes en fuortsmite syn sied. Set it yn in mixer en add ek 250 ml wetter. Filter it en drink it, en drink ek in glês gewoan wetter.
Ik haw twa jier kontinu griene sap konsumearre. Ik brûkte dizze twa griene sappen it hiele jier troch, benammen yn 'e winter, ik brûkte tomatensap en bittere kalbassap yn' e simmer.

Ein fan alle drugs

Nei it nimmen fan allinich salade oerdeis en thús cooked iten yn 'e diner, waarden alle medisinen yn' e folgjende sân dagen stoppe, allinich Thyronormmedisyn gie troch. Yn 'e dagen doe't ik myn dieet feroare, konsumearre ik sawat 6 medisinen, wêrfan 5 medisinen wiene beëinige.

It ferhaal fan it ôfsluten fan Thyronorm

Thyronorm, dat is benammen in schildklier drug, wurdt foarskreaun om te kontrolearjen it TSH nivo. Ien fan 'e grutste en wichtichste problemen fan Thyronorm dy't ik ûnderfûn is dreech om yn wurden te setten, mar ik sil besykje. D'r wie eartiids in geweldig gefoel yn myn libben nei it nimmen fan dit medisyn. It is dreech om dit gefoel ûnder wurden te bringen. Der wie eartiids in hâlding yn dingen dwaan. Ik wie de hiele dei enerzjy. Ik wie fol mei positive enerzjy. Al dizze dingen wiene yn my, mar fan 'e tiid dat ik it begon te nimmen, wiene al dizze dingen út myn libben ferdwûn. No yn myn libben noch dat geweldige gefoel noch dy hâlding. It libben waard gewoan libbe. Foar my wie dit libben gjin libben, mar wie in lêst wurden. As bin ik bestraft foar ien of oare flater en ik lije dy straf. Ik woe gewoan fan dizze pil ôf. Strategearje om dizze pille te stopjen nei 10-15 dagen fan feroaring yn dieet. De strategy wie dat ik de drug soe ferminderje nei allinich 6.25mcg per wike. Troch dit te dwaan fielt myn lichem net dat ik it medisyn ferlitten haw. Yn dy dagen naam ik Thyronorm 50mcg. D'r wie ek in strategy yn dit, dat ik ien dei de folsleine 50mcg soe ite, en de oare deis soe ik 37.50mcg ite, dus 12.50mcg minder. As ik op dizze manier berekkeningen doch, dan iet ik minder 6.25mcg medisinen yn in wike. Op dizze manier hie ik de heule medisyn binnen in moanne en in heale stoppe troch it medisyn te ferminderjen nei 6,25 mcg per wike. Ik haw leard út eardere ûnderfiningen dat trije dagen nei it stopjen fan de medisinen, it negative effekt op it lichem komt. Dêrom makke ik dizze strategy dat nei it ferminderjen fan 12.50mcg ien dei rjocht, de oare deis de folsleine 50mcg pille moat wurde nommen.

It is myn ûnderfining dat it foarkommen en tanimmen fan TSH, gebrek oan kontrôle fan glukoaze, ferhege ynsidinsje fan bloeddruk, út 'e kontrôle fan cholesterol, ensfh. Der is in reden efter it resultaat. Om dy reden moat der wurke wurde. Ik kin dy redenen yn mar fiif wurden sizze. Gas, acidity, constipatie (dat wol sizze, net skjinmeitsje de mage), Kapha en uncontrolled geast. Dit is de oarsaak fan 90% fan 'e sykten fan' e wrâld. Alle dokters fan 'e wrâld wurkje allinich op it resultaat ie symptomen, dy't ik yn myn twa jier fan sykte sjoen haw. Mar de âlde kennis fan ús lân, Ayurveda, wurket op dizze redenen. Mar de hjoeddeiske Ayurvedyske dokters folgje dizze kennis ek net, mar kopiearje oare patyen. Dêrom jout Ayurvedyske behanneling gjin spesifyk resultaat.

Myn ûnderfining op tests

Ik haw it oer bloedtest, CT-scan, MRI, endoskopie, kolonoskopie. Wat is de betsjutting fan dizze rapporten? Ik sis net dat it folslein sinleas is, en ik sis ek net dat it folslein sinleas is. Ik sis dat in betûfte dokter moat witte wat it probleem is allinnich út de beskriuwing fan in persoan fan syn problemen. Mar hjir wurdt tegearre mei de details ek it hiele lichem ûndersocht en nettsjinsteande dizze ynspeksjes is de oplossing net fûn. Lykas neamd yn Ayurveda, as wurk wurdt dien oan 'e trije redenen, dan sille alle ûndersiken sinleas wurde. As de woartel oarsaak fan it probleem is mar trije, dan wat is de needsaak fan ûndersyk, wêrom net wurkje op dy redenen direkt. De fyfde reden dy't ik haw sjen litten is dat de ûnkontrolearre geast der net iens oer praat. Gjin masine yn 'e wrâld kin fertelle de redenen sjen litten troch my, mar allinnich in persoan kin fertelle dy problemen. It ûndersyk is dus net fan folle belang. Ik haw de lêste twa en in heal jier gjin test dien, en ik sil it de rest fan myn libben ek net dien krije. Ik haw leard hoe te wêzen sûn. Ik bin ek te witten kommen hoe't it lichem siik wurdt. Dit is gjin grutte kennis, jo kinne it ek witte.

Sûnens betsjut sûnens yn lichem en geast. Yn it hjoeddeiske tiidrek wurdt allinich it lichem behannele, dat ek op 'e symptomen en net op' e oarsaak, gjinien behannelet de geast hielendal. Útsein as wy wurkje oan beide problemen tegearre, wy sille net krije folsleine foardielen. Dêrom, tegearre mei it goede en natuerlike iten, moat men wurde assosjearre mei spiritualiteit. Natuerlik iten genêzen it lichem en spiritualiteit genêzen de geast.

In nij probleem nei in moanne dieet

Der is in ferhaal hast nei it begjin fan it dieet, wêrfan jo in protte leare sille. 10 maart 2020 Op de dei fan Holi komme guon fan myn freonen nei hûs. Seagen myn lichem, Se begûnen te freegjen oft jo binne goed, do bist wurden hiel swak. Op dizze manier soe elkenien dy't myn kunde sjocht mar ien ding sizze: dat jo tige swak wurden binne. Mar op 'e dei fan Holi, de manier wêrop se de fraach stelden, naam ik it te serieus. No begon ik te tinken oer gewichtswinning fan hjirút. Ik tocht in protte oer wat te iten om gewicht te krijen. Ik krige de bêste resultaten fan dieet yn ien moanne, wêrtroch't ik ek de kennis fan goed en ferkeard iten krige. Dêrom koe ik net itselde iten ite as earder. As ik dat dien hie, wiene myn problemen weromkommen, it wie wis en ik wist it hiel goed. Ik betocht in idee. Ik tocht wêrom net ite Whey Protein. Ik haw ûndersyk dien op weiprotein, fûn út dat it ek trije kwaliteiten hat, ien ienfâldich, twadde Isolate, tredde Hydrolysearre. It ferskil is dat Simple is swier om te fertarren, Isolearje is better as dat, en Hydrolyzed hoecht net te fertarren, it is Direct Absorbed. Hydrolyzed is sa djoer neffens har tariven dat heul pear minsken it keapje. Ik bestelde de hydrolysearre, tinkend dat it gedoe fan fertarren soe bliuwe moatte, it moat direkt opnommen wurde. Ik yt dit molkeprotein foar sa'n trije oant fjouwer dagen en sjoch dat der in protte brân yn 'e urine sit. Dêrnei bin ik ophâlden mei it iten. Ik frege my ôf foar wa't ik yn gewicht bin. Wylst mei it dieet dat ik nim, binne myn problemen mei 90% fermindere, en ik sil yn 'e takomst folslein sûn wêze. Foar wa't ik oankomt, sille se net komme om myn problemen te dragen, ik sil it drage moatte. Dus wêrom soe ik nei immen harkje? Nei dy dei soe elkenien dy't tsjin my spriek reagearje troch him sa te slaan dat syn mûle ticht soe. As elkenien it dêrwei wit, dan krijst in hiel min antwurd. Fan dêr oant hjoed haw ik noait tocht oan gewicht te winnen.

Noch ien ding wol ik mei jim diele dat ik yn 2012, 2013 en 2014 earder nei de sportskoalle gie. Ik hie noait oanfollingen en proteïnepoeder nommen, sels nei't ik gym dien hie. Mar sjoch nei myn yntellekt hjir hjoed, gewoan om myn lichem der goed út te sjen. Tsjintwurdich libje wy in libben fan show, it makket ús net út hoe't ús lichem it fan binnen docht. Foar dy ôflevering haw ik it libben fan ferskining folslein opjûn. It iennichste ferskil dat my telt is oft ik fan binnen sterk en sûn bin, oft myn geast fol is mei positive gedachten of oft ik folslein enerzjy bin of net.

Guon feroarings yn natuerlik iten tidens lockdown

Oant no hie ik hiele dagen allinich salade konsumeare en yn it iten iten thús iten thús iten. Mar ik wist dat as ik folslein herstelle wol, dan komt der ek feroaring yn it diner. It iten dat ik nim foar it iten is as folget, 4 tarwe rotis, linzen (benammen moong masoor en urad dal) tempering en grienten mei krûden. Alle trije fan dizze dingen soene problemen feroarsaakje. Har problemen binne as folget: tarwe brea stekt yn 'e darm, en sa gau as wy drinke wetter, it wetter berikt de darm, gas begjint te foarmjen. Alle pulses meitsje gas en as it lichem soer is dan produsearret it ek acidens. Mar jo moatte opmerke ien ding dat alle pulses meitsje gas of in sûn persoan of in net sûn persoan. Griente mei tempering en krûden produsearje sawol gas as soer. Mar it nijsgjirrige ding om hjir op te merken is dat sels in sûne persoan de pulsen konsumearje sil gas produsearje. Dêrom moat in sûne persoan betinke dat grienten better binne as pulses. Meitsje jo gjin soargen oer Protein, ik sil fierder prate oer syn bêste boarne. Om dizze redenen wie it nedich om it dinermiel te feroarjen. Hoewol hokker details ik hjir ek haw jûn, ik hie dizze kennis doe net, mar ik wist perfoarst dat d'r problemen binne yn dizze iten, want troch it feroarjen fan it dieet fan 'e dei, hie ik leard dat wat it ferskil is tusken gekookt iten en rau iten. Om dizze redenen woe ik it dinermiel feroarje.

As eksperimint bestelde ik wat produkten online. Dêryn sieten benammen trije dingen, Brúnriis, Millets en Haver. Ik moast se ien foar ien ite en soargje hokker ding gas en soer makket en wat net.

In oare feroaring tidens lockdown

Wêr't ik oant no ta de hiele dei allinich salade iet, makke wat feroaringen tidens de lockdown. No bin ik ek begûn mei fruchten. Yn fruchten iet ik alle fruchten ien foar ien en hâldde notysje fan har Positiviteit en Negativiteit. Under de fruchten dy't ik iet wiene appels, papaja's, druven, bananen, ananas, granaatappels, ensfh. Ik iet dit allegear op ferskate manieren, lykas ien foar ien en 2- 2 en Eat 3-3 fruchten tegearre. It bêste dat útkaam wie dat it altyd it bêste is om mar ien frucht tagelyk te iten. De bêste fan 'e fruchten dy't my útkamen wie papaya. Papaya is sa geweldich dat dizze frucht noch altyd yn myn dieet opnommen is en de lêste twa en in heal jier altyd yn myn dieet is opnommen. Tsjintwurdich naam ik moarns papaya nei it drinken fan griene sap. Op dit stuit begon ik allinich bananen te iten. Banaan is in bytsje swier om te fertarren, dus nei ien en in heale moanne fan dieet begon bananen te iten. De bêste kwaliteiten dy't ik yn banaan seach wiene, men kriget in protte krêft troch it te iten, as twadde binne der wat sokke eleminten yn dy't de spieren bliid hâlde en de spieren ûntspannen hâlde.

As immen lêst hat fan slapeloosheid, moat hy banaan ite. No beprate ik mei jo it hiele dieet yn maart 2020. Sadree't jo moarns wekker wurde, wurde hjirûnder in griene sop, papaya om 21.00 oere, 12.00 bananensalade en iten foar de hiele dei jûn.

Wa blykte te wêzen de bêste ûnder Millet, Brown Rice en Oats

Earst waard brune rys makke en iten as khichdi, ik fûn it better as linzen, wite rys en weetroti. Brúne rys liet bettere resultaten sjen yn gas, soer, constipatie ensfh. Brúne rys wie better dan roti en pulses, mar alles wie net goed. No begon ik Oats te iten. Haver die bliken absolút nutteloos te wêzen en hie problemen mei spijsvertering. No wie it de beurt fan Millets. Der wie in protte eangst yn myn tinzen oer Millets, om't ik noch nea Millets iten hie. Ofsjoen fan dit is de hoemannichte glêstried yn Millets Millets ek heech, sadat it net fertart wurde kin. Mei al dizze fragen waard Millets úteinlik makke. It resultaat dat ik hie nei it iten wie folslein tsjinoer myn tinken. It wie tige licht om te fertarren. Dit gas wie better as alle granen yn termen fan acidity en constipatie. Fan maart 2020 oant hjoed augustus 2022 yt ik allinich Millets yn granen. Ik haw noch noait in bettere nôt sjoen as dit.

Nije strategy om abdominale stivens te ferwiderjen

Myn problemen wiene binnen in pear dagen ferdwûn fan 80% nei 90%. Itselde persintaazje foardiel waard ek krigen yn 'e stivens fan 'e mage, mar der wie noch wat spanning en stivens oer. Ik woe altyd myn lichem 100% krije lykas earder. Ik wie net ree om te kompromissen sels in bytsje. Ik wie te witten kommen dat as de stivens en spanning fan 'e mage fuorthelle wurde moat, dan moat er in pear dagen rêst jûn wurde. Rêst nimme betsjutte gewoan it stopjen fan fêst iten foar in pear dagen en komme ta floeibere dieet. No wie ik begon te iten allinnich mar watermeloen en meloen foar de hiele dei. Binnen in wike wie ik slagge yn myn strategy. Myn mage wie hielendal ûntspannen, de stivens en spanning fan de mage wiene 100% ferdwûn. It is net maklik om dit alles te dwaan, mar dejinge dy't de winsk hat om syn âlde lichem te krijen, hy sil it grif dwaan.

Nije kennis oer gasfoarming

Yn 'e boppesteande beskriuwing hawwe jo sjoen dat ik sjoen haw hoe't ik de stivens en spanning fan myn mage kwytreitsje troch de hiele dei meloen en meloen te iten, d.w.s. op in floeibere dieet. Mar nei dit dieet wie der in probleem ûntstien, dat wie dat gas produsearre waard yn 'e mage. Ik koe net begripe dat as myn hiele spijsvertering spoar (mage) wurdt skjinmakke en ik nim suver iten dan wêrom dit gas wurdt foarme. Yn dy tiid wiene gas en soer foar my net minder as in skriklik meunster. It is net sa maklik as it liket, en dit ding is goed bekend troch de persoan dy't lijt fan gas en acidity. No bin ik begûn te ûndersykjen fan de redenen dêrfoar, dêrnei kaam ik te witten oer in oare oarsaak fan gasfoarming. Ik hie al kommen te witten oer de twa basis redenen foar de formaasje fan gas, as de earste root oarsaak is de smoargens yn 'e mage en de twadde root oarsaak is it iten fan gas produsearje iten. De tredde root oarsaak dy't ek de ultime kennis is foar my is dat as der droechte yn 'e mage dan gas sil wurde generearre. Roughness ûntstiet as wy fuortsmite de greasiness. En dit is wat ik dien, myn lichem waard sa enoarm skjinmakke troch it iten fan griene sap en watermeloen meloen de hiele dei fan 'e moarn dat de fettigens fan' e digestive track ferdwûn wie. Ghee fan lânseigen ko wurdt brûkt om glêdens werom te bringen nei it Digestive Track en om droechte te ferwiderjen. As ik jûns gierst iet, iet ik twa oant trije lepels ghee dêrmei mongen. It gasprobleem wie yn ien oant twa dagen folslein ferdwûn. Nei it kontinu konsumearjen fan ghee foar 7 dagen, waard har konsumpsje stoppe. It wurk fan ghee wie foarby. Dit wie de ultime wiisheid foar my. Dizze kennis kin lyts wêze yn jo eagen, mar jo binne ferkeard, want as jo gas winne, dan sil 70% fan 'e sykten fan' e wrâld ûnder jo kontrôle wêze. It gas is net sa maklik as jo it sjogge.

Begjinne Millet Twa kear

Foar trije oant fjouwer moannen waard cooked iten mar ien kear yn 'e nacht konsumearre wêryn allinich Millets waarden iten. Dêrnei makke ik in grutte feroaring yn myn dieet en begon twa kear Millets te nimmen. De iene middeis tusken ien en trije oere en de oare foar it iten.

Der Wie Noch Wat Sourheid

Sels nei fjouwer oant fiif moannen fan dieet, wie noch wat graad fan acidity oerbleaun. Hjoed wit ik dat hiel goed, as wy wolle in âld en sûn lichem as earder, dan moat de besuniging fan dit dieet dien wurde foar in minimum fan oardel jier. Hjirtroch krije jo ek de kennis fan goed en ferkeard iten. Dêrnei, sels nei't dizze perioade foarby is, sille jo dit dieet trochgean. Dejingen dy't dit dieet net folgje, tinke dat dejingen dy't dit dieet dogge in protte opjûn hawwe. Mar de hiele wrâld dy't dit dieet docht, wit dat elke ienige persoan dy't fuort is heul lyts is, mar in protte krige. Nei it dwaan fan dit dieet, krige ik dizze dingen stadichoan. Alde slanke en sûne lichem, Altyd kalm en ûntspanne yn it lichem, Wês fol mei posityfens,

Hâld de geast kalm Om altyd enerzjy te wêzen, in frisheid yn 'e azem, in gefoel foar tsjinst te hawwen, d.w.s. Natuer tsjinje, ensfh. Yn it deistich libben , minsken besykje tige hurd om se te krijen, mar dit alles wurdt maklik berikt mei it rjocht, sûn en natuerlik iten. Dêrom litte wy hiel lyts oer, mar krije mear.

Dêrom, as der wie in bytsje acidity nettsjinsteande it dieet fan fjouwer moanne, dan is it net in grut probleem. Acidity komt ek benammen troch trije oant fjouwer redenen. De redenen wêrfoar dit bart, dy't ik út myn ûnderfiningen leard bin, sil ik dy redenen foar jo presintearje. As gas wurdt foarme yn 'e mage en jo kinne it net ferdriuwe, dan sirkulearret dat gas troch it lichem en as dat gas mage is (it boppeste diel fan' e mage dêr't iten earst ynkomt en troch soer yn lytse stikjes ferdield wurdt)) . Nei it berikken fan it gas nei mage, fielt de mage dat der wat digestible ding is kommen, en it soer begjint te ferdriuwen. Dêrom, elke kear as gas wurdt foarme en as jo net by steat binne om te ferdriuwen gas, dan sil ek soer wurde foarme yn jo mage. De twadde wichtichste oarsaak fan acidity is iten. Wy witte dat de smaak fan alle iten net itselde is, wat iten is kâld, wat iten is hyt en wat iten is medium i.e. sels. Dejingen dy't ik as Acidic haw bekend binne respektivelik as folget. Molke is it meast soere iten. Tegearre mei Acidic cheats it ek en skept ek Chakravyuha. Jo moatte tinke oer wat foar praat ik it oer ha. Litte wy it begripe. As jo acidity hawwe en as jo kâlde molke drinke, dan sil jo acidity dêr kalmearje, mar tink derom dat de folgjende acidity dizze molke sil meitsje. Op dizze manier binne jo fongen yn syn bedrog en doalhôf. Ik haw trochbrocht mar twa jier yn de problemen, guon minsken ferlieze harren hiele libben, mar se binne net by steat om te finen de fijân. Lykas wy it foarbyld namen fan molke, op it iene stuit docht it goed, mar op it twadde stuit docht it ek min. Dêrom sille wy net begripe kinne dat molke min is. De fijân moat erkend wurde foardat de fijân fan himsels ôfhâldt. Mei molke bedoel ik hjir ek molke, likegoed as wrongel, bûter, wei, tee, kofje, en alle snoepjes makke fan molke. It tredde soerfoarmjende iten is allerhanne pulses. It moat bekend wurde dat as urinesoer yn ien tanimmt, dan ferbiedt de dokter him om proteïnerike dingen te iten, dy't benammen pulses befetsje, dy't wy konsumearje om it proteïne te ferfoljen. En jo moatte ek ien ding opmerke dat alle pulsen gas meitsje, dat is in oare saak, jo kinne it gas ferdriuwe, sadat jo gjin probleem hawwe mei it iten fan pulsen. In fraach kin opkomme yn jo tinzen dat miskien ien syn spijsvertering systeem is swak, fanwege dit gas wurdt foarme. Dat ik soe jo graach fertelle dat ik, neist it iten fan Millet 4 bananen, en oare fruchten, ek 100 gram geweekte biologyske pinda's ite. Deistich yn sa'n hoemannichte rauwe pinda's kinne fertarje, is op himsels bewiis dat sawol it spijsverteringssysteem as it spijsverteringsfjoer sterk binne. Acidity wurdt makke fan wetter. It wetter op guon plakken is soer, dus drink minder wetter, want as jo fruit en griente ite, sil de needsaak foar wetter minder wêze om't se mar sa'n 95% wetter befetsje.

Hoewol't myn acidity wie mear as 90%, mar in part wie der noch, en ik brûkt te brûken indian desi mishri foar dat. Yn 'e folgjende 7 oant 8 moannen wie de acidity 100% oer. Ik diel mei jo in ynsidint yn ferbân mei acidity. Acidity ferneatiget de mage sa slim dat ik sels nei 4 oant 5 moannen fan dieet net iens Om útsprekke koe. Om wurdt útsprutsen mei de folsleine Digestive Track. Dêryn binne de trije dielen fan jo mage, kiel en tonge opnommen. Dêrom is it tige wichtich om it dieet foar in lange perioade te dwaan.

Sykje nei wat machtichs

De dingen dy't ik oant no ta konsumearre yn it iten, it wie in soarte fan Healing Dieet. Mar no nei 8 moannen wie myn spijsvertering systeem folslein sterk. No woe ik wat feroaringen meitsje yn it dieet. Nei dit dieet wie myn gewicht ek gâns fermindere. Wat ik wer werom winne woe. Ik koe gjin molke konsumearje wylst ik yn 'e stêd wenne. Wat helpt in protte by it ferheegjen fan it gewicht. In oare manier wie om droege fruchten te konsumearjen. Mar it wie net maklik om droege fruchten te fertarren. Earst begon ik pinda's te iten. Groundnut kin ek iten wurde yn grutte hoemannichten en it bliuwt yn 'e begrutting. Myn earste ûnderfining mei Peanuts wie tige min. Want it wie tige waarm. Dêr't ik yn lilkens alle pinda's nei goaide. Mar it wie hiel maklik te fertarren. No begriep ik ien ding, as ien of oare manier har waarmte wurdt kontrolearre, dan kin it wurde opnommen yn it deistige dieet. De pinda dy't ik brocht wie Roasted Peanut.

No brocht ik dizze kear rauwe pinda's. En socht it foar 8 oeren en iet it. No wie it wat swier om te fertarren, mar de waarmte dy't der diel fan útmakke, dat is de waarmte, wie útgien. Dêrnei haw ik wat feroarings makke, socht nei biologyske pinda's en der wie gjin tekoart op 'e pleatslike merk, mar it wie online beskikber. Fan doe oant hjoed konsumearje ik biologyske pinda's dy't op syn minst 8 oeren trochweekt binne fan sa'n 50 gram oant 100 gram.

It komplementearret myn proteïne en foldocht ek goed fet. Yn myn ûnderfining is it it machtichste ding yn 'e wrâld. Doe't ik hjirmei begon, rûn ik dêrfoar sa'n ien of twa kilometer yn it park, mar nei it ferbrûken begon ik 8 oant 10 kilometer kontinu te kuierjen. Guon oare ûnderfiningen dy't ik hie binne as folget. Earst de hûd is sêft betsjut dat it hier bliuwt absolút zijdeachtig. Dat is, syn effekt is ek op 'e hier en hûd. Ik fûn dat it it bêste nivo fan proteïne hat. It hat molke nivo fan proteïne. Wy witte allegear dat molke fan 'e heechste kwaliteit is, om't alle aminosoeren dêryn te finen binne. Mar d'r binne in protte neidielen fan it konsumearjen fan molke, dus it is it bêste om Organic Peanuts te konsumearjen.

Begjin trije kear Millet te iten

Jo hawwe sjoen hoe't ik eartiids mear rau en minder kocht iten iet yn 'e earste faze fan it dieet. Dêrnei begon ik stadichoan de kwantiteit fan it kochte iten te ferheegjen. De reden om dit te dwaan wie dat it lichem yn it begjin in mear genêzende dieet nedich wie en doe't it lichem genêzen, begon ik de kwantiteit kocht iten te ferheegjen. Mar tink, ik iet allinnich gierst. Net iten tarwe fan roti, rys en peulen. Ik begon Millets trije kear te iten nei sawat 8 oant 10 moannen.

Yntroduksje fan Tempering en Seasoning grienten

Hast in jier gjin tadka en gekruide griente ite. Ik krige der folslein foardiel fan. Ik haw ien jier boete dien, mar ik sil de rest fan myn libben it resultaat derfan krije. Dêrtroch waard myn spijsvertering tige sterk en koe ik myn âlde lichem wer krije. Dat âlde liif dêr't alles yn fertarde watst der ek yn leist. Hjoed haw ik twa kennis, ien lichem is in heul kostber ding, it kostberste ding fan 'e hiele wrâld, set der gjin jiskefet yn, foegje allinich mear en mear libbend natuerlik iten en suver hûskookt iten ta. De twadde kennis dy't opdien is, is dat men it ferskil wit tusken ferkeard en goed iten. Hoewol't it ferkearde iten is ek goed om te sjen fan boppen, en do silst ek sjen dat de hiele wrâld it iten, mar it is ferkeard. De dei dat elk minske bewust waard fan goed en ferkeard iten, op dy dei soene alle sikehuzen út 'e wrâld ferdwine. Eins begripe wy dat de sykte yn it lichem is, wylst de realiteit is dat de sykte yn it iten is. Dus waans behanneling moat jo wêze as it iten. Mei oare wurden, it kin sein wurde dat de sykte net jo is, mar it iten. Myn fraach oan dy is wat is dyn lichem? Jo lichem is iten, lykas jo ite, sa sil jo lichem wurde.

Eet dêrom net iten allinich om de tonge te befredigjen, mar kieze wat it goede iten is foar it lichem. En dat die ik, kontrolearre myn tonge en iet gjin tempering en spiisde grienten foar in jier. Mar hjoed konsumearje ik griente mei tadka en krûden. Mar tink derom, ik yt noch millets yn granen.

Skurk en held neffens omstannichheden

In protte mielen kinne in smjunt as held wêze foar in bepaalde persoan ôfhinklik fan 'e omstannichheden. Ik soe graach útlizze oan jo troch in foarbyld. Organyske peanuts binne in goed en geweldich ding. It is ek folslein suver en trochdat it organysk is, is it ek frij fan gemikaliën. As in sûne persoan dizze biologyske pinda yt, dan is it in held foar him, mar as in ûnsûn persoan it yt, benammen dejinge waans spijsvertering systeem swak is, dan sil it foar him as in smjunt fungearje. Om't de persoan waans spijsvertering systeem swak is, hy sil it net fertsjinje en troch gebrek oan spiisfertarring sil ama yn it lichem foarme wurde, dat is in stadich gif. Dus yt allinich wat jo kinne fertarte, net wat iten groeit. Dit haw ik in foarbyld fan in goed ding jûn, no sil ik in foarbyld jaan fan sa'n ding dat Smerk is foar elkenien, sels as it goed fertarre wurdt. Molke beskikber yn 'e merk of stêden. It is in oare saak dat jo syn negativiteit miskien net yn in dei sjogge, mar it fungearret as in stadich gif foar jo. Lit ús noch in foarbyld nimme, foaral al it fastfood dat yn oalje sied is, as itselde fastfood skealiker makke wurde moat, nim dan ek oan dat it makke is fan maida- of grammoal. Ek dit is in smjunt foar elkenien. It hat gjin heroyske kwaliteiten. It wurket ek as Slow Poison. D'r is in spesjaal ding oer Villains dy't stadich gif meitsje, ús libben giet troch en wy kenne se net iens as Villains. Sels as wy siik binne, witte wy op dat stuit noch net hokker iten foar ús as Skurk fungearret en hokker iten as held fungearret. Leau my, as jo leare om Villain- en Hero-iten te skieden, dan sille sykten fan jo ôf bliuwe. En noch ien wichtich ding dat jo yn it libben moatte ymplementearje is dat jo altyd iten moatte ite, sjoen jo fjoer, kwaliteiten en defekten. Om't de hjirboppe neamde trije kwaliteiten net altyd itselde binne, hawwe in protte dingen ynfloed op. Iykas it waar. Jo fjoer, deugden en gebreken bliuwe net yn elk seizoen itselde. Wetter Ik haw mar ien foarbyld jûn, d'r binne in protte oare faktoaren dy't it beynfloedzje. Wy sille yn detail útlizze oer Agni, Gunas en Doshas yn in haadstik mei de titel Learje fan Ayurveda.

Myn ûnderfining oer koken oalje

Alle koken oaljes dy't brûkt wurde yn iten sjogge itselde, mar yn werklikheid is it net. Guon minsken sizze dat koken oalje skealik is foar sûnens. Ik bin it net iens mei syn punt. Mar ik sis ek dat koken oalje de grutste fijân fan ús sûnens is. Jo moatte tinke hoe kin ik beide dingen tagelyk sizze. Sa is it nedich om te begripen de echte realiteit fan cooking oalje. Kâlde parse oalje is medisinen. Kâlde parse betsjut kokoalje dy't net ien kear kocht is. Tink derom dat de kookoalje dy't yn jo keuken leit ek ien kear kocht is. It is in oare saak dat jo der noch net fan witte. De koaroalje dy't wûn is troch it kâlde parseproses is de ienige oalje dy't net kocht is. No as de oalje dy't yn jo keuken leit wurdt ekstrahearre troch kâld parseproses, dan sil it ek wurkje as medisyn. No is it echte ferhaal dat hoe mear kearen de oalje kocht wurdt, hoe mear gif it is. De oalje dy't yn jo keuken leit is mar ien kear kocht, dus jo hoege jo gjin soargen te meitsjen, noch as jo kâlde parse brûke, sil it folle better wêze foar jo sûnens. Mar witsto, hoefolle kearen dy oalje kocht is nei't se nei de merke gien binne en gebakken dingen iten, al sis ik 1000 kear, it is minder. Om't dy oalje noait feroaret, sûget er deselde seanke oaljereep oer en wer en wer oant it op is. Jo ite gjin iten troch nei de merk te gean, mar ite gif. Jo witte gewoan net, wêrom dit traach gif is, it bedjert stadich de sûnens, dus jo sille it noait kinne dwaan. De dief is by jo oanwêzich, gewoan jo witte it net. Beide oaljes sjogge itselde mei de eagen, dus fertrou de eagen net, mar d'r is ien ding dat kin fine, dat binne de sellen fan jo lichem. Ik garandearje dat ús lichem erkent alle goede en ferkearde iten, mar wy wurde ferteld omtinken te jaan oan it lichem. Jo sjogge in meditearjende persoan troch him it ferkearde iten te fieden, hy sil yn in knypeach fertelle, de Positiviteit en Negativiteit fan dat iten. Jo moatte tinke dat ik fan it ûnderwerp ôfdoarm. Nee, meditaasje betsjut meditaasje is in diel fan sûnens. Dêrom sille jo yn dit boek, tegearre mei de kennis fan iten, ek de regels fan Ayurveda krije en de fersen fan Bhagvat Gyan i.e. Bhagwat Geeta. En lit my jo fersekerje, dizze trije hawwe folsleine bydrage oan jo sûnens. Ik sil yn dit boek neat om 'e nocht skriuwe.

Jo sille de positiviteit en negativiteit fan oalje sjen yn 'e folgjende ûnderwerpen. Yn Liver cleanse Topic sille jo witte oer de positiviteit fan oalje en yn My Experience on Fast Food topic sille jo de negativiteit fan oalje sjen.

Myn ûnderfining op Fast Food

Yn oktober 2020 woe ik in nije ûnderfining meitsje, hoe fastfood ús lichem beynfloedet. Ommers, wat is der yn fastfood dat skea oan ús lichem, ommers, it is it iten sels, hoe kin it skea oan ús lichem. Mei al dizze fragen begon ik fastfood te iten. De dei dat ik fastfood iet, wylst ik dy nacht sliepte, ien ding, it bloed rûn my heul hurd yn myn lichem, ten twadde koe ik de azem net op 'e bêste manier opnimme, lykas ik it eartiids op 'e bêste manier opnom dagen. As jo net by steat binne om te begripen wat ik haw sein, Ik sil útlizze mei in oar foarbyld. Hawwe jo ea west yn 'e heuvels fan' e Himalaya, as wy berikke dy heuvels, hoe prachtich wy sykhelje, it hiele lichem fielt ljocht, en de geast is fol mei blydskip, wêrom bart dit, jo witte, jo Alle suvere soerstof giet yn it lichem, yn oerfloed, de tredde negativity wurdt net skjinmakke goed, en do witst de kant effekt fan net skjinmeitsje de mage goed, dat 90% is de doar fan sykte.

As jo yn Fast Food geane, krije jo dingen. Ien, it measte fastfood wurdt makke fan maida en grammoal. It probleem fan manda is dat it yn 'e mage sliept, ik bedoel te sizzen dat de mage net skjin is, om't it sels yn 'e darm stekt. Besan makket gas, en jo sjogge de krêft fan it gas fan it begjin fan dit boek ôf. Itselde gas makke my reizgje oant Thyroid Imbalance. En twa jier pine apart. It twadde probleem mei fastfood is dat de oalje dêr't it yn makke is ferskate kearen kocht. Hoe mear de oalje kocht wurdt, hoe mear gif it wurdt. Wat ik hjirboppe haw beskreaun dat de azem stopt, it is fanwege dizze smoarge oalje.

Learje fan Liver Cleanse

Hjir sil ik in unike metoade fan leverreiniging fertelle. Hjir haw ik it ûnderwerp fan leverreiniging net keazen om jo te fertellen hoe't jo leverreiniging kinne dwaan, leaver haw ik dit ûnderwerp keazen om te witten hoe kâlde parse oalje wurket as in medisyn.

Dat ik die dizze leverreiniging en hokker fysike positiviteit ik seach nei leverreiniging, sille se ek besprekke.

Ik die dit Liver Cleanse om of om novimber 2020. It fereasket trije dingen. Ien Epsom Salt, de oare Extra Virgin Olive Oil, de tredde Oranje of Mandarijn Juice ie Citrus Fruit Juice. Wy moatte it drinke neffens ússels. Litte wy sizze dat myn gewicht 60 is. Ik iet alles nei de middei. Jûns om 6 oere drink ik 12 gram epsom sâlt mingd mei 250 ml wetter. Om 8 oere jûns drink ik 12 gram epsom sâlt mingd mei 250 ml wetter. De smaak fan epso sâlt is hiel frjemd, it is net dronken, it wurdt dronken yn mar ien slach. Om 22.00 oere drink ik 120 ml citrusfrucht sap mingd mei 120 ml ekstra virgin olive-oalje. Foar in healoere sliep ik op 'e kant dy't Lever dus oan' e rjochterkant is. Dêrnei gean ik nei in healoere op myn kant te sliepen neffens myn gemak. Ik gean nachts ek twa oant trije kear nei it húske, dêr't myn mage twa of trije kear skjinmakke wurdt. Om 6 oere moarns drink ik 12 gram epsom sâlt mingd mei 250 ml wetter. Moarns om 8 oere drink ik 60 ml extra virgin olive-oalje mongen mei 60 ml sitrusfrucht sap en sliep in healoere op myn rjochterkant. Om 10 oere moarns wer drink ik 12 gram epsom sâlt mingd mei 250 ml wetter. Hjir is myn leverreiniging foarby. No sil ik fertelle wat ik fûn troch dit te dwaan. Nei't de leverreiniging foarby is, gean ik sa'n 4 oant 5 kear nei it húske, dêr't myn mage itselde oantal kearen skjinmakke wurdt. Wat ôffal komt út it lichem. Ien fan harren kaam út wat griene kleur. Ik fielde my heul ljocht. Jûns doch ik deistich oefening wêrby't ik ek push-ups doch. Earder, doe't ik Push Ups sloech, begon myn azem op te blazen en wie der in lichte pine yn myn boarst. Mar yn de oefening fan hjoed wiene dy beide dingen ferdwûn. En oant no ta is der gjin pine yn myn boarst en sykhelje is ek op syn bêst. Myn digestion wie tige goed wurden. Hoewol jo witte dat it sawat 9 oant 10 moannen west hie, sels nei't ik op in dieet wie, en ik krige safolle foardiel fan dat dieet dat hoe mear ik skriuw, hoe minder ik krij. Nettsjinsteande dat foardiel koe ik de foardielen fan Liver Cleanse heul goed fiele.

No sil ik jo de kennis pleatse dy't ik haw krigen fan Liver Cleanse. Kâlde parse oalje reinigt it senuwstelsel. It ferdwinen fan mylde boarstpine en sykheljen wiene it bewiis dat myn senuwen folslein wiene.

Op dizze manier is Oalje Skurk en Oalje is Hero. De oalje dy't hieltyd wer kocht wurdt is Villain en de kâlde parse-oalje d.w.s. dy't net ien kear kocht is, is de held. Kâlde parse oalje lûkt de smoargens út 'e lichemsdielen en bringt it út it lichem.

Bêste lêzers, ik haw de leverreiniging besprutsen om it belang fan kâlde parse oalje oan te toanen. Hoewol it foar my maklik wie om it te dwaan, mar dochs as immen it dwaan wol, doch it dan ûnder tafersjoch fan in betûfte persoan.

Beste lêzers, ik skriuw dit boek yn augustus 2022 en hjoed haw ik myn dieet al hast twa jier en sân moannen folge. Yn dizze twa jier en sân moannen haw ik in protte wizigingen yn myn dieet dien. As de need ûntstie, diene de oanpassings ek. No sil ik mei jo al myn oanpaste dieet besprekke, dat ik moanne nei moanne feroare. Jo sille hjir in protte fan leare kinne.

Wat is sykte?

Lit my de sykte mei jo diele dy't ik moat witte út 'e ûnderfining fan myn libben. Stopje is in sykte. Wat hâldt dit op en wa hâldt op en wêr wurdt it stoppe? Dat is alles wat jo witte moatte. Dizze sykte kin jo net iens oanreitsje. D'r binne trije blokkades yn ús lichem. Dizze trije obstakels binne selsstannich. Dat is, d'r kin in keppeling wêze fan dizze trije blokkades, en dizze trije blokkades kinne ek selsstannich wurkje. Yn dit, wat ik skriuw earder, it belang is mear as de oare twa, mar alle trije hawwe gelyk belang. De earste blokkade komt foar yn it senuwstelsel. Hjir is de obstruksje troch twa redenen. De earste is it hege bedrach fan sûker yn it bloed. Sûker is kleverig, sticks. As der in tefolle sûker yn it bloed is, dan sil it bloed net goed kinne streame. D'r is sa'n 5,5 liter bloed yn ús lichem. Us hert pompt bloed fan it hert nei it lichem sawat 72 kear per minuut. As hy ien kear pompt, stjoert it 70ml bloed. It betsjut gewoan dat de hoemannichte bloed yn ús lichem yn mar ien minút yn it hiele lichem sirkulearret. Mei oare wurden, wy kinne sizze dat 5 liter bloed sirkulearret 1400 kear yn it hiele lichem yn 24 oeren. No fan al dizze dingen moatte jo it belang hawwe leard fan it skjinmeitsjen fan it bloed. Ik tink net dat jo it bloed mear smoarch hâlde wolle. De twadde smoargens wurdt feroarsake troch oalje yn it bloed. Ien kear sean oalje sammelet yn 'e nerven en produsearret blokkearjen. It hert en it hiele lichem moatte it lêst drage fan dizze twa soarten smoargens dy't yn 'e senuwen opbout. It hert moat hurder wurkje om bloed troch it lichem te pompen. As ik jo mear wurk meitsje dan jo kapasiteit, wat sil barre, it sil allinich mei jo barre, it bart mei it hert. Jo moatte de basisboarne fan hertrelateare sykten begrepen hawwe. De direkte ferbining fan bloeddruk en cholesterol is mei it hert.

De twadde blokkade komt foar yn 'e Digestive Track. De earste blokkade is as jo gas ophâldt, dat is, gas foarmje yn 'e mage, mar jo kinne it net fuortsmite. Wat te sizzen oer dit, waans gas stopt en as it net oplost, dan begjinne te tellen de sykten yn it lichem. Hjoed skriuw ik dit boek, it is allinnich troch dit gas. De kennis dy't ik hjoed haw opdien is om't ik dit gas net kin fuortsmite. As it gas net by steat is om út it lichem te kommen, bliuwt it yn it lichem sirkulearje en feroarsaket ûntstekking yn it lichem. Dêrtroch wurdt de Digestive Track swak. Dêrnei wurdt gjin iten fertarre. En as it iten net goed fertarre wurdt dan komt it net út. Dat is, de mage sil net skjin wêze. Sa begjint no ek it twadde obstakel. De earste blokkade is gas en de twadde blokkade is net-reiniging fan 'e mage. No as jo gjin oplossing fine foar har, begjin dan om rûnten fan sikehûzen en kliniken te meitsjen.

De tredde blokkade is yn ús geast. As jo mei wat yn 'e geast sitte, dan wite jo dat jo geast in slachtoffer wurden is fan constipatie. Dit is gjin constipatie fan 'e mage, it is constipatie fan' e geast. Jo witte hiel goed wat der bart troch constipatie.

Myn ûnderfining op Home Milk (Thús Koe ofBuffalo Molke)

Nei 8 moannen fan it begjin fan it dieet begon ik te eksperimintearjen op in protte iten. Under al dizze mielen wie it iene iten dêr't ik noch op eksperimintearje moast op selsmakke molke. Myn lot wie troch de molke dy't op 'e merk beskikber wie. It wie op himsels bewiis dat hoe't molke ús lichem beynfloedet. Nei lang wachtsjen krige ik kâns om nei it doarp te gean oer in brulloft yn maaie 2021. By my yn it doarp stean in ko en in buffel, en doe joegen beide beide molke. Hjir si ik jo de ûnderfining fan molke fan kij en buffels fertelle. Earst dronk ik rauwe molke, dat is instant molke. Dizze molke wurdt fertart as wetter, der is gjin gas noch acidity fan hokker soart. Sjoen nei it drinken fan molke fan sawol ko as buffel. It wie 100% molke d.w.s. der waard gjin wetter oan tafoege. It twadde eksperimint dat ik dien wie om sean molke te drinken, it waard ek goed fertarre, it iennichste negatyf dat nei foaren kaam wie dat it drinken fan sean molke gas jout. Ofsjoen fan dit konsumearre ik wrongel, bûter ensfh., wat allegear positive resultaten hie. Kij en buffels wurde alle dagen nei ús hûs brocht foar it weidzjen. Dêr't se it griene natuerlike gers weide. It gers is folslein natuerlik wêryn't gjin dong en bestridingsmiddels bykommen binne. Sels hjoed, as ik de merkmolke nim, makket it acidity en syn acidity moat wurde lijen foar twa dagen. Yn dizze twa en heal jier haw ik in protte kearen eksperimintearre op 'e molke fan' e merke, mar it resultaat komt altyd itselde as ik op it stuit wenje yn in stedsgebiet fan Noard-Yndia.

Ik sil mar ien ding sizze as jo yn in stedsgebiet wenje, stopje dan mei it konsumearjen fan molke, om't it drinken fan molke gewicht fergruttet en de aktiviteit fan minsken dy't yn stêden wenje is ek minder, wurdt meast offisjeel wurk dien, dus as jo yn 'e stêd wenje jo drinke molke, men sil tanimme dyn gewicht en twadde is der gjin garânsje fan suverens fan molke. Hâld der rekken mei dat gjin masine yn 'e wrâld kontrolearret de suverens fan iten útsein dyn lichem. Us lichem is de grutste tester. Harkje it As jo oandacht jouwe, sil jo lichem it goede en ferkearde iten fertelle.

05 febrewaris 2020 Dieet begjint (basis)

(Ik sil it gjin Modifikaasje neame, mar ik sil it Stichting neame) Om't it de Basis is, is fanôf hjir in haadstik fan myn libben begon.

1. Iet allinnich salade hiele dei.
2. Die de earste 10-12 dagen enemas.
3. Spinaazje en tomatensap betiid yn 'e moarn
4. Foar it iten naam ik thús iten, dal, rys, roti en griente mei tadka en krûden (it diner wie ferkeard foar my, wat ik letter korrizjearre)

(Ik stopte molke en alle produkten yn ferbân mei molke, ferwurke iten (ferwurke iten betsjut, eins it iten dat der wie is der net mear, om't der in nij ding is makke troch in protte dingen deryn te mingjen en te ferpakken troch it tafoegjen fan konserveringsmiddelen, sadat it duorret langer.Wy minsken tinke dat wy it hiel goed dien hawwe troch ferwurke iten te meitsjen, mar ik wit út myn libbensûnderfining, dat wy noch net genôch brein hawwe om goed iten foar it lichem te meitsjen.De natuer hat dizze geast en dit makket alles klear it bêste iten foar ús lichem), bin ik folslein stoppe mei it nimmen.)

(It is twa oere nachts, hjoed koe ik de dei gjin tiid krije, dus ik skriuw nachts, sadat de kontinuïteit bliuwt, ik leau dat as ik gjin kontinuïteit hâld, dan sil ik nea kinne dit boek yn it libben te foltôgjen) As immen my freget wat de bêste kwaliteit yn jo is, dan sil ik antwurdzje dat ik troch de genede fan God elk wurk kontinu dwaan kin, sels as ik it heul stadich doch. Sels as ik elke dei de iene side skriuw, skriuw ik wol. No, hjoed sliep ik pas om njoggen oere nachts, dus ik haw al fjouwer oeren sliepe, nei twa oeren skreaun sil ik wer sliepe. Dus bêste lêzers, konsistinsje is in geweldich wapen fan sukses, bring it yn jo libben.

Earste (1e) wiziging yn dieet - maart, april 2020

1. Moarns in griene sop fan bittere kalbas.
2. Eat allinich fruchten en salades de hiele dei.
3. Konsumpsje fan Millets yn iten.

(D'r is hjir in grutte feroaring west, earder iet ik linzen, roti, rys yn it diner, wêrmei't ik stopte en begon millets te iten.)

Twadde (2e) wiziging yn dieet

1. Yn 'e moarn in griene sop fan spinaazje of bittere kalbas.
2. In frucht benammen papaya.
3. Millets yn 'e middei
4. Millets yn it iten ek

(De grutte feroaring hjir is dat Millets, (Simple Khichdi) twa kear begon te iten)

Tredde (3e) wiziging yn dieet - nei 8-10 moannen fan dieet

1. Moarns in griene sop * fan spinaazje.
2. Ien frucht yn 'e moarn, benammen papaya.
3. Millets yn 'e middei 2pm.
4. Biologyske grûnnût fan 50 gram oant 100 gram (weaken) om 17.00 oere hinne.
5. Millets foar iten.

(Hjir begon ik biologyske pinda's te iten troch se yn goede kwantiteit te weakjen, om't myn spijsverteringsysteem geweldig wurden wie nei it folgjen fan it dieet fan 8-10 moannen)

* Wurdt brûkt om amla mei spinaazje en tomaat yn grien sap te setten, om't de winter kaam, en amla wie maklik beskikber yn 'e merk, it tafoegjen fan krúsbessen reinigt de mage better.

Fjirde (4e) wiziging yn dieet - nei 12-13 moannen fan dieet

1. Yn 'e moarn in griene sop fan spinaazje of bittere kalbas.
2. Ien frucht yn 'e moarn benammen papaya, melon melon yn april, maaie.
3. Millets ien oere nei it iten fan fruit
4. Millets yn 'e middei
5. Jûn Soaked Organyske Peanuts.
6. Millets foar iten

(Haadfariaasje, ik begon 3 kear gierst te iten)

Fyfde (5e) wiziging yn dieet

1. In griene sop yn 'e moarn
2. Ien frucht yn 'e moarn benammen papaya
3. Millet mei cooked grienten ien oere nei it iten fruit.
4. Middeis Millet mei griente
5. Jûn Soaked Peanuts
6. Dinner Millets mei griente

(De wichtichste feroaring hjir is, no bin ik begon te iten kocht tadka en kruidige grienten)

Sechste (6e) wiziging yn dieet

1. In griene sop yn 'e moarn
2. Ien frucht yn 'e moarn benammen papaya

3. Middeis Millet mei griente
4. Jûn Soaked Organyske Peanuts.
5. Dinner Millets mei griente

(Earder, Millets brûkt om te iten trije kear yn it dieet, begûn te iten hjir twa kear, hjir learde ik ien ding, dyjingen dy't net dwaan fysike arbeid (hurde wurk), se moatte dwaan cooked iten mar twa kear. Ik hie sjoen yn myn hiele libben dat myn pake heit mar twa kear kocht iten iet)

Sânde (7e) wiziging yn dieet - Om desimber 2021 oant april 2022

1. Ien frucht yn 'e moarn is benammen papaya, as it april of maaie is dan watermeloen en meloen
2. Middeis Millets mei grienten
3. Jûn Soaked Organyske Peanuts
4. Tarwe roti mei griente yn it iten.

(D'r binne twa haadwizigingen, ien stoppe mei it nimmen fan griene sap, de twadde haadferoaring wie it iten fan weetbrea foar sawat fjouwer oant fiif moannen, dy't stoppe sa gau as de simmer begon.)

Achtste (8e) wiziging yn dieet

1. In frucht papaya yn 'e moarn
2. Middeis Millets mei griente
3. Jûn Soaked Organyske Peanuts
4. Dinner Millets mei griente

(Girst begon twa kear te iten en stoppe tarwebrea)

Njoggende (9e) wiziging yn dieet - augustus 2022 - No dat is, by it skriuwen fan dit boek, Dieet

1. Papaya yn 'e moarn
2. Trije of fjouwer bananen nei in oere
3. Yn 'e middei Millet mei griente
4. Evening Peanuts weaped yn wetter fir 8 oeren.
5. Dinner Millets mei griente

(Feroarje yn timing fan it iten fan papaya, de twadde wichtichste feroaring is om moarns betiid, om 10 oere hinne, bananen te iten)

Opmerking - By it dieet is myn wenplak Noard-Yndia, ik fertel it wenplak, om't it effekt fan it plak op it iten is. Want de temperatuer, fochtichheid, waar, fan twa ferskillende plakken kinne tagelyk ferskillend wêze, en dit alles hat ynfloed op it iten. Kies dêrom iten neffens jo fjoer, kwaliteiten en defekten.

Haadstik 3
Lessen út Ayurveda

Ik begon Ayurveda te studearjen fan novimber 2020. Dat is, nei 10 moannen fan it begjin fan it dieet. Oant dizze tiid hie ik gjin kennis oer Ayurveda. Myn problemen waarden genêzen troch 95% yn dizze 10 moannen dieet. D'r is in spesjaal ding oer Ayurveda dat ik ûnderfûn, Ayurveda kin heul goed begrepen wurde troch in persoan dy't lêst hat fan gas en aciditeit. Oare minsken kinne Ayurveda noait begripe. Dêr is in reden foar. As ik sis dat 60-70% fan 'e sykten fan' e hiele wrâld wurde berne út gas, dan sille jo iens. Lit my ek oannimme dat jo dit ek begripe om't jo dit boek lêze, dan binne jo earne ek te krijen mei gas en aciditeit, dus jo moatte de krêft fan gas witten hawwe, mar in persoan yn waans mage Gas wurdt produsearre en it nimt it ek út, dy minsken fan de twadde kategory, waans mage net produsearje gas, hoewol't sa'n persoan sil krije mar ien yn tûzenen. Want it is ûnmooglik om nul gas te berikken sûnder kennis. Hjir mei kennis bedoel ik iten. Rjocht en ferkeard iten. Hokker iten produsearret gas en hokker iten produsearret gjin gas. Dêrom kin de sterkte fan it gas allinich bekend wurde troch dejinge dy't it gas wjerstân hat. En dejinge dy't gas en aciditeit hat lijen sil de folsleine Ayurveda begripe. Omdat alle Ayurveda is basearre op gas, acidity en slijm. En it is perfoarst wier dat 90% fan 'e sykten fan' é wrâld ûnder har komme. Lit ús begripe troch in foarbyld. Ik sil myn eigen foarbyld jaan. Myn problemen begjinne fanwege de gasstagnaasje. Troch it ophâlden fan dit gas, acidity, schildklier, flatulence, slapeloosheid, ûnrêst, en myn cholesterol nivo hie ek oerstutsen 200. As der noch in pear dagen foarby, soe cholesterol medisinen ek begjinne. En as ik it hjoed net korrizjearre hie, dan hie der in rige sykten west. Wat is de boarne efter dit alles, de net-passiviteit fan gas. Ayurveda wit, wêr is syn woartel, mar de hjoeddeiske Allopathy wrâld wit net sa'n ding. Witte net of wol net witte, tinkst der oer. Ik fiel my tige spitich dat in Ayurvedyske dokter Allopathy beoefent. Miskien Ayurveda nea begrepen. Oars is it net nedich om Allopathy te oefenjen.

Prinsipes fan Ayurveda

It prinsipe fan Ayurveda is dat as de fysike defekten sels binne, dan is d'r sûnens, as de doshas ferminderje of ferheegje, dan is it net sûn. De tanimming fan 'e ynsidinsje fan flaters is in sykte. De trije soarten dosha's dêr't de hiele Ayurveda op basearre is, binne Vata i.e. luchtgas, Pitta i.e. acidity en Kapha i.e. mucus. It klinkt heul ienfâldich om te hearren, mar heul lestich te begripen. Ik sil besykje dizze deugdsume kennis fan Ayurveda yn jo yn ienfâldige taal te streamen. 90% fan 'e sykten fan 'e wrâld komme ûnder Vata, Pitta en Kapha, dus as jo dizze kennis kenne dan sil 90% fan 'e sykten wurde bewarre. De oerbleaune 10% fan sykten hawwe oare oarsaken. Lykas baktearjes, fungus, firus ensfh.

Diskusje oer de fiif grutte eleminten

Us lichem bestiet út fiif Mahabhutas. Ierde, wetter, loft, loft en fjoer. Prithvi betsjut iten, wetter, loft betsjut lege romte oanwêzich yn it lichem, lucht betsjut soerstof dy't wy troch de noas nimme, fjoer betsjut sinneljocht. As der gjin sinneljocht is, dan sil der gjin lichem wêze op ierde. Dêrom is it tige wichtich om fjoer te nimmen.

It is heul wichtich om dizze fiif Mahabhutas yn lykwichtige kwantiteit te nimmen. Wy betinke der mar ien elemint út te nimmen, dat is it ierde elemint. Wy ite en ite en fierder ite, de hiele dei ite wy, alle dagen ite wy, en nachts ite en sliepe wy. Myn fraach is wannear hawwe jo it sky-elemint jûn. Akash betsjut it lichem leech hâlde. Wy ite kerrels trije kear deis, en it duorret in lange tiid om kerrels te fertarren. Dejingen dy't it wurk fan fysike arbeid dogge, kinne 3 kear korrels ite. Mar oare minsken moatte nôt mar twa kear ite. Snacks is in tige minne gewoante, wêrtroch't de Digestive Track altyd drok is. En spijsvertering spoar net iens krije in kâns om te rêsten. Hoe sil it wêze as jo meitsje dat jo kontinu wurkje foar 24 oeren? Sunshine moat wurde konsumearre. Yn stêden wurde minsken tekoart oan

Vitamin D, de reden hjirfoar is gjin sinneljocht te konsumearjen. Troch gjin wierook te konsumearjen, wurdt it iten net goed fertarre om't der in gebrek oan fjoer yn 'e mage is. Troch it gebrek oan fitamine D is de opname fan kalzium net mooglik, wêrtroch't de bonken swak wurde. Frisse lucht is beskikber yn Brahma Muhurta, yn parken, yn bosken, op heuvels en yn doarpen ensfh. Wês dêrom moarns betiid wekker by Brahma Muhurta, kuierje yn 'e parken ensfh., besykje heuvelige plakken, en besteegje ek in pear dagen yn jo doarp. Nei't ik nei it doarp gie, ûndergiet myn lichem binnen in pear dagen metamorfoaze. Leau my, der is in ferskil tusken it lân en de loft yn 'e stêd en it doarp. Wy kinne oant de sel fan it lichem fiele, dat it geskikte plak foar my allinich is wêr't reine loft is, wy begripe gewoan net, om't wy goed nei it lichem harke hawwe, wêr't wy libje, tinzen geane earne oars. Is. Wy ite net iens foarsichtich. Earst wurde ien of twa hapkes fersoarge, dêrnei giet de geast earne oars.

Op dizze manier moatte dizze fiif geweldige eleminten yn gelikense kwantiteit konsumeare wurde. As der in oerskot en tekoart is oan in grut elemint, dan sil de sykte dêrwei begjinne.

Guna (Natuer fan in lichem en natuer fan eleminten) Chikitsa

Guna-terapy is it medisyn wêryn wy dizze dingen moatte konsumearje of dingen dwaan, dy't ús ferhege defekten lykweardich meitsje. D'r is ek negatyf tsjinoerstelde oan alle positive dingen yn dizze wrâld. Dus as it goed brûkt wurdt, kin it ek brûkt wurde. Guon 3 doshas, 6 rasas en fiif Mahabhutas binne beskreaun yn Ayurveda. Iten is diel fan har, dus wy sille it iten net apart fertelle. D'r binne ek 20 kwaliteiten neamd yn Ayurveda. Dizze 20 Gunas wurde fûn yn dizze 3 Doshas, 6 Rasos en fiif Mahabhutas. It is net nedich dat alle 20 kwaliteiten fan elkenien kinne wurde fûn yn dizze doshas, rasa en geweldige eleminten, mar guon kwaliteiten sille grif yn har wurde fûn.

Lit ús no troch in foarbyld begripe hoe't dizze kwaliteit genêzen is.

Jo soene ûnthâlde in ynsidint, doe't ik konsumearre watermeloen en meloen foar de kommende pear dagen foar de kommende pear dagen te beëinigje de stivens fan 'e mage, dêrtroch myn mage stivens einige, mar it gas begûn te wurden mear yn' e mage. De reden foar oermjittige gasfoarming yn 'e mage wie troch droegeheid yn' e digestive track troch it iten fan watermeloen en melon oer de dei. Om dizze droegeheid te ferwiderjen, brûkte ik desi ghee om it te ferwiderjen. Ghee hat in kwaliteit dy't wy alifatysk neame en droegeheid is it tsjinoerstelde fan alifatysk. Dat is wat kwaliteitstherapy is. It krijen fan in fergrutte defekt troch it akseptearjen fan in objekt fan syn tsjinoerstelde kwaliteit, it lyk meitsjen fan dat defekt is it genêzen fan deugden.

20 eigenskippen

1. Guru (Swier) - Laghu (Ljocht)
2. Manda (Slow) - Tiksna (Fluch, Fast)
3. Shit (Kâld) - Ushna (Hyt)
4. Snigdha (Unctuous) - Ruksa (Dry)
5. Sleksna (Smooth) - Khara (Rought)
6. Sandra (Solid) - Dravya (Flüssich)
7. Mridu (Sêft) - Kathina (Hard)
8. Sthir (stabyl) - Chala (bewegend, ynstabyl)
9. Suksma (Lyts) - Stool (Big)
10. Vishudha (Non slimy) - Pichhal (slimy)

De kwaliteiten fan Vata - rûch, koart, kâld, hurd,
subtyl, beweechber, droech, ljocht
Eigenskippen fan Pit Acid -fet, skerp, hyt, ljocht,
fleisige geur, ferspriedend en floeiber.
Kwaliteiten fan Kapha -steady, stabyl, swier, stadich,
kâld en sêft.

Body Made of Seven Dhatus

Us lichem bestiet út sân dhatus. It is it folgjende.
Rasa (plasma), bloed, spieren, fet, bonken, marrow,
Sukra (Reproduksjesysteem)
Sels wêze fan dizze dhatus is sûn en frjemd wêze is
net sûn. Ayurveda praat oer lykwicht en dit systeem
is derop basearre. Oerskot en ferfal fan alles binne
beide fataal. Dêrom giet Ayurveda nei de woartel.
Vata, Pitta, en Kapha binne de woartel oarsaak fan

alle sykte. En dit is ek in realiteit. Jo kinne dit hiel goed begripe troch myn ferhaal. Yn it hiele ferhaal sille jo sjen dat ik de fouten korrizjearre haw. Op it stuit dat ik it dieet begon, hie ik lykwols gjin kennis fan Ayurveda. Ik begjin mei dieet op 5 febrewaris 2020 en ik begjin Ayurveda te studearjen troch yn novimber of desimber 2020 te gean.

Wat wy ek ite, der wurdt earst sap foarme, dan wurdt bloed foarme, dan spieren, dan fet, dan bonke, dan bienmurch, dêrnei wurdt sperma foarme. Dêrom hat Shukra Dhatu grut belang. Nea fergrieme Sukra Dhatu.

No sil ik myn eigen manier fertelle om de trije dosha's Vata, Pitta en Kapha yn Ayurveda te hâlden, dy't ik leard haw fan myn libbensûnderfiningen.

As ik de hiele Ayurveda sil beskriuwe, sil it in boek wurde fan 1000 siden en jo sille neat begripe. Dêrom hâld ik myn ûnderfiningen yn 'e ienfâldichste taal foar jo.

D'r binne trije redenen foar it hawwen fan Vata-ûnbalâns. De earste is de opboude smoargens yn it lichem. As wy ferkeard iten ite en dat ferkeard iten net út it lichem komt en wurdt opslein yn ús darmen. Dizze grime hâldt hieltyd wer lucht op. Om dit probleem te behanneljen, moatte wy ús lichem skjinmeitsje. Folgje dizze metoade foar skjinmeitsjen, doch Enema twa kear foar de earste sân dagen. Foar de kommende sân dagen moat

Enema mar ien kear dien wurde, dat is elke moarn. Ik haw it wurd Klysma in protte kearen brûkt, miskien witte guon net fan Klysma, dus ik beskriuw it sa. Klysma is in doaze. Dêryn kin oant 1500ml wetter ynfolle wurde. De piip is ferbûn oan de doaze fan de iene kant en fan de oare kant moat wurde ynfoege yn de anus. Op dizze manier komt wetter yn ús dikke darm del. Hâld no it wetter foar 5 minuten. Wetter fersachtet de hurde stoelen en lûkt de krukken út dy't in protte jierren beferzen binne. Wês net fernuvere, de ontlasting hie in protte jierren sammele. Jo binne siik fanwege dizze beferzen puinhoop. Enema is ek in kado fan Ayurveda, yn Ayurveda wurdt it Vasti Kriya neamd. De temperatuer fan it wetter dat jo deryn sette, moat even wêze, dat is net te kâld noch te hyt. Nim in griene sop yn 'e moarn. Griene sap reinigt it hiele digestive spoar. Eat allinich fruchten en salades de hiele dei. Under de fruchten is papaya goed foar de mage. As d'r aciditeit is, konsumearje dan gjin citrusfruchten lykas oranje, tangerine, citroen ensfh. It is net skealik foar sûnens, mar foar dyjingen waans aciditeit har irritearret, d.w.z. Uneasiness. Stopje it konsumpsje fan granen. Eat fruit en salades de hiele day.Cook en yt Millets yn ien kear nachts. Brûk gjin tempering en krûden yn millets. Op dizze manier sil it lichem folslein skjinmakke wurde.

De twadde wichtichste reden foar gasfoarming is gasfoarmjend iten lykas rajma, alle soarten peulen, gram, ierappel, koal, blomkoal, radys, molke, en alle fastfood, dingen makke fan maida, dingen makke fan grammoal. Ik soe graach ynstruearje as jo lêst hawwe fan gas en as jo ien fan dizze dingen konsumearje, dan sil der wis gas foarmje.

De tredde reden foar gasfoarming is droechte yn it lichem. Dit bart mar yn ien situaasje, as wy it lichem folslein skjinmeitsje. Sit no nearne te tinken dat troch it skjinmeitsjen fan it lichem droechte komme sil, oars kinne jo yn it libben noait wer better wurde. It is tige wichtich om it lichem skjin te meitsjen. Wy hawwe it wapen om de groftigens op te romjen. En allinich betûfte minsken sille dit wapen kenne. Om droechte te ferwiderjen, as jo nachts gierst koekje, foegje twa oant trije lepels ghee ta en yt it. Dizze ghee moat allinich 10-12 dagen kontinu iten wurde. Dêrnei stopje it konsumearjen fan ghee. Ghee wurk is foarby.

Beste lêzers, dizze kennis is heul kostber, it is de kennis fan myn ûnderfiningen. Jo sille it nergens oars krije, dus note it foarsichtich en tapasse it yn it libben. Sa trije wichtichste redenen foar dizze gas formaasje. As jo dizze metoade folgje dan sille jo grif oerwinning krije op it gas.

D'r binne benammen twa oant trije haadredenen foar de foarming fan Pita, d.w.s. acidity. De earste wichtichste reden is gas. Jo moatte tinke dat hoe gas soer kin meitsje. mar it is wier. Alles wat ik fertel is kennis fan ûnderfining. De persoan waans gas bedoarn wurdt en hy is net by steat om it gas fuort te heljen. Syn gas bliuwt troch it lichem sirkulearje.

Itselde gas komt de rotearjende mage yn. De mage fielt dat der wat digestible ding is kommen en de mage begjint soer los te meitsjen. Op dizze manier, sels as jo neat ite, wurdt soer yn 'e mage foarme. Dêrom, as soer begjint te foarmjen op in lege mage, ferneatiget it de boppeste laach fan 'e mage. Dokters neame dizze betingsten as gastritis en H Pylori-ynfeksje. It is neat oars as aciditeit dy't jo mage dei nei dei ferneatiget. Ik wurkje yn dit fjild foar de lêste twa jier en ik haw hûnderten gefallen yn ferbân mei dit probleem, dêr't minsken hawwe iten H Pylori Kit fjouwer kear mar harren probleem wie dêr. Mar troch feroarjen fan jo dieet troch dit ienfâldige dieet, allinne kontrolearre jo acidity en folslein eliminearre Gastric, H Pylori. Ik wol ien fan dizze gefallen neame, dy't wurket yn it Yndiaanske marineteam. Hy hie in protte jierren lêst fan dit probleem. Hy brocht lakhs fan rupees út en rûn troch in protte grutte en grutte sikehûzen. De dagen doe't ik mei him praat, lei er noch yn it sikehûs. Hy hie gjin metoade ferlitten. Wês it Allopathy, Ayurveda, Homeopathy ensfh Yn allopathy hie hy in protte kearen H Pylori Kit iten. Tidens it petear lei ik him de woartel fan it probleem út. Om't ik sels mei dit probleem konfrontearre wie, dus ik koe der ek it hiele ferhaal fan. Hy begon it dieet te folgjen en is hjoed folslein sûn. Eins begripe wy iten heul maklik, wy ferjitte dat dit lichem fan dat iten is makke. Sa sil it lichem wurde as it iten dat jo nimme. D'r binne in protte minsken dy't dit probleem kwyt binne troch har dieet te feroarjen. It is mar in kwestje fan juster dat in persoan dy't yn Austraalje wennet itselde probleem hat. Ik folge dit dieet foar de lêste oardel moanne en se hawwe reliëf krigen oant 70-80%. Hy keas dit dieet sels, hy wie wurch fan oeral. Hy hat alle medisinen nommen. De lêste kear dat hy H Pylori Kit fiede, koe hy it mar trije dagen foltôgje. De reaksje fan dit medisyn wie sa dat syn hertslach tanommen en hy begon sels út te gean. No wolle se net werom sjen as Allopathy medisinen. Sa't er yn oardel moanne hersteld is, hat er in idee krigen dat as er dit dieet foar 8-10 moannen folget, dan sil er hielendal goed wêze.

It praten oer de reaksje fan H Pylori kit, der is in oar gefal, it is nei trije oant fjouwer dagen lyn dat hy wurket yn in multynasjonale bedriuw út Gurgaon. Hy sei dat ik in protte kearen Doctor H Pylori Kit fieden haw. As er in oare dokter besocht, skreau er ek itselde medisyn, no seit er dat ik stjerre sil mar ik sil dit medisyn net ite. Om't de reaksje fan dit medisyn sa swier is dat it net maklik is om it te dragen. Eins is ien fan dizze medisinen Clarithromycin, dat is gewoan Culprit. Yn dy H Pylori Kit is der in reaksje troch dit medisyn. It praten oer de saak fan Austraalje, hy moat sizze. Myn hertslach is noch altyd net sa normaal as earder.

Iten is de tredde wichtichste reden foar it fergriemjen fan pitta. It iten dat acidity makket is molke en allerhanne pulses. Tink derom dat ik Alcohol en Non Veg oeral net neamd haw, om't ik al oannommen haw dat Non Veg is ek gjin ding foar ús om te iten en Alkohol is ek net in ding foar ús om te drinken. Dêrom wurde se nearne neamd. Wêrom soe ik prate oer wat is net ús iten en drinken? It folgjende ding dat soer feroarsake is tee en kofje. Beide meitsje geweldige soeren. Notysje se en hâld se. Salang't jo gjin lêst hawwe fan soer, dan yt jo molke en peulen troch te drukken, der is gjin probleem, mar sa gau as jo acidity minder wurdt, begjinne beide beide ek soer te meitsjen. Konsumpsje fan al dizze moat wurde stoppe yn acidity.

In oare ûnderfining yn ferbân mei pitta Ik wol graach diele mei jo dat as it wetter yn jo plak net goed is, dan sil dit wetter it wurk dwaan om acidity te meitsjen. Kook wetter en drink it. As jo it troch my neamde dieet folgje, dan sil it net nedich wêze om wetter apart yn te nimmen, fruit en salades befetsje mar 95% wetter.

It is net nedich om gas en acidity apart te behanneljen. As jo it gas sels genêze, wurdt de aciditeit automatysk genêzen. Omdat acidity is ferbûn mei gas sels. Ja, it nimt tiid. Dêrom moatte jo wat aciditeit drage yn 'e tiid dy't it sil nimme. Sadree't jo it dieet begjinne, sil jo acidity wurde fermindere nei 70-80%. Jo kinne Indian Mishri hjiryn brûke, as jo in brânend gefoel fiele. Mishri fermindert acidity fuortendaliks. It duorret 7-8 moannen foar acidity om folslein te genêzen troch dit dieet, lykas myn eigen ûnderfining, dus wês net hastich en folgje it dieet mei folsleine oprjochtens. Op dizze manier, as jo trochgean mei it folgjen fan it dieet mei folsleine oprjochtens, dan sil jo âlde lichem weromkomme. Jou spesjaal omtinken foar ien ding, as de soerheid âld wurdt, dan folget it lichem it as in regel en tagelyk as hjoed soer makke wurdt, makket it moarn tagelyk soer, sa komt it soer boppe it iten , En automatysk begjint it lichem soer te meitsjen. Yn dizze omstannichheden begjinne sels negative gedachten soer te wurden, ik fertel jo dit alles út myn eigen ûnderfiningen. Gewoan witte dit dat alle problemen binne genêzen, tink net dat dit soer sil duorje foar it libben. Hjoed haw ik net allinich myn ûnderfining, mar ek de ûnderfining fan tûzenen oare minsken. Ik wurkje yn dit fjild fan 'e lêste twa jier. Dieet is der, haw ik yn 'e foarige haadstikken yn detail besprutsen.

Oant no haw ik praat oer twa doshas fan Ayurveda, as jo dizze doshas kinne kontrolearje, leau my dan, jo sille 70-80% sykten fan 'e wrâld kontrolearje.

No sille wy beprate oer Kapha, de tredde dosha fan Ayurveda.
Kapha - viskeus, kâld, swier, alifatysk, swiet. Dit alles binne eigenskippen fan Kapha. As Kapha moat wurde genêzen, dan moatte dingen mei tsjinoerstelde eigenskippen iten wurde. As jo mear snoep ite, dan sil it slijm tanimme. Sels as jo kâld ite, sil it slijm tanimme. It iten fan ghee sil slijm ferheegje. Sels as jo molke drinke, sil it groeie. Dus net konsumearje se yn gefal fan ferhege slijm. It lichem moat leech hâlden wurde. Warm drank moat dronken wurde, wêryn kruidnagel, swarte piper, ensfh. Asstringende en pittige dingen moatte konsumeare wurde. Om't de kwaliteit fan Kapha

swiet is, en it tsjinoerstelde fan swiet is pittich en astringent. Bitter gourd sap en krûdbes moatte wurde konsumearre. Troch it konsumearjen fan wierook smelt it slijm en komt it út it lichem. Kapha is kâld en sinne is hyt, dus binne se tsjinoer inoar. It wie in soarte fan healing. Itselde dieet sil wurkje yn hoest sykten dy't ik haw ferteld foar gas en acidity. Krekt hjir moatte jo jo yntelliginsje in bytsje brûke, om't de kwaliteit fan slijm en gas kâld is en de kwaliteit fan soer is hyt. As jo dit dieet yn 'e winter begjinne, dan kinne millets mear iten wurde. As jo dit dieet yn 'e simmer begjinne, yt dan de hiele dei fruchten en salades en yt ien kear yn' e nacht millets. As der in probleem is yn it iten fan fruchten en salades yn it probleem fan slijm, kinne jo Millets twa kear of trije kear nimme. Trouwens, d'r is gjin probleem, om't yn 'e lêste twa jier in protte minsken har slijmrelatearre problemen genêzen hawwe troch dit dieet.

Dat dit wie myn ûnderfining fan it balansearjen fan Vata, Pitta en Kapha dosha dy't ik mei jo dielde.

Ritucharya (seizoen)

Neffens Ayurveda en myn ûnderfining kinne wy it hiele jier net itselde iten ite. Omdat it fjoer dat it iten fertart yn ús sit, bliuwt it net it hiele jier troch, dus hoe kinne wy it hiele jier troch itselde iten ite. Ik haw in ûnderfining, yn it reinseizoen wurdt myn fjoer hiel minder. Myn appetit nimt dêrmei ek ôf. Ik ferminderje de kwantiteit fan myn iten. As ik dit net doch, bin ik wis dat ik siik wurd. Krekt dit lytse ferskil makket in persoan siik en sûn. In wiis man yt altyd neffens syn fjoer en honger. Mar in ûnwittend persoan neffens de klok, neffens de kwantiteit tsjinne op 'e plaat, en as it iten is lekker, dan sil it ite sels mei in slok.

It reint yn dizze moannen july, augustus, septimber. En dit is ek de moanne fan Acidity. It probleem fan acidity is mear yn dizze moannen. Jo moatte betinke dat myn problemen yn augustus 2018 slimmer waarden en it wie acidens. Koe dy acidity net werkenne. Om't ik hjirfoar noch noait problemen yn it libben, acidity en constipatie hie, wist ik net iens wat it is. Ayurveda akseptearret ek dat Pitta yn dizze moannen accumulearret.

Lykas, yn 'e winter nimt slijm ta en wurdt misfoarme. De misfoarming sil foarkomme by it nimmen fan hoest-ferbetterjende objekten. As jo iten nimme mei tsjinoerstelde kwaliteiten fan Kapha, dan sil Kapha sels bliuwe. Mar net wannear't wy it ite sille, as wy de kennis sille hawwe dat hokker doshas yn hokker seizoenen ferheegje en troch hokker iten dy defekten ôfnimme. Dêrom yt in wiis man matich en hâldt syn fouten yn lykwicht, en bliuwt sa syn hiele libben sûn.

Dincharya (Daily Routine)

Krekt sa't de dosha's yn ferskate seizoenen ôfnimme en tanimme, op deselde manier bliuwe alle dosha's fan 'e dei net itselde. Ik wit noch dat der in tiid wie dat myn mage as in ballon opblaasde. De tiid foar flatulinsje wie eartiids tusken 4 oere en 6 oere. De tiid fan wyn is de lêste wacht fan 'e dei, en de lêste wacht fan 'e nacht. Pitta tiid is mids middei en middernacht. Ik wol hjir ek in ynsidint diele. Jo sille ûnthâlde dat ik op ien plak neamd hie hoe't ik eartiids midden yn 'e nacht opstie en myn iten hie. No, wa yt om middernacht, it wie myn twang om iten te iten. Net dat ik it eartiids út hobby dien. Om middernacht begon acidity te foarmjen yn 'e mage, en hy naam it iten om deselde pitta te ûnderdrukken en te kalmearjen. Soms dronk ik ek kâld kâlde molke. It is dus perfoarst wier dat de tiid fan Pitta midden is, of it no midden op 'e dei of midden yn' e nacht is.

De tiid fan Kapha is it begjin fan 'e dei en it begjin fan' e nacht, dus moarns en jûns. Op dizze manier, as wy sille komme te witten dat op hokker tiid fan de dei, hokker dosha ferheget of nimt ôf, jo sille ite neffens dy gebreken.

Ik sil net prate oer Ayurvedyske medisinen, om't myn ûnderfining is dat fruchten en grienten alle medyske eigenskippen hawwe. Ik haw al myn sykten genêzen troch allinich fruchten, salades en millets te konsumearjen. En no is ek de ûnderfining fan tûzenen oare minsken tafoege oan dizze ûnderfining fan my. Om't ik fan 'e lêste twa jier op dit mêd wurkje. Tink derom dat ik Ayurvedyske medisinen net fertel om nutteloos te wêzen. As men wol, kin men se ek konsumearje, om't Ayurvedyske medisinen folslein natuerlik binne, kado fan 'e natuer, en natuerlike remedies binne foardielich.

Langhanam Param Aushadham (Fasten is it bêste medisyn)

Langhanam betsjut fêstjen. It wurdt sein yn Ayurveda dat Langhanam Param Aushadhaam, dat is, fêstjen is de grutste medisinen. En dit is ek wier. It is sjoen dat minsken iten ite sûnder honger. It lichem hat gjin iten nedich, mar yt it. De klok sjen en ite. Men moat trije kear op in hiele dei ite oft der honger is of net. It is ek de wichtichste woartel fan sykten. As iten sûnder honger iten wurdt, wurdt de gastritis al fertrage, en as it iten sûnder honger iten wurdt, wurdt it stadiger. Wy hâlde hjir net op, mar no binne der ek hapkes, tee, samosa, jalebi, koekjes, namkeen chips ensfh. Dit alles wurdt apart iten nei trije kear deis parsen. Dit is hoe't ús lichem 24 oeren deis wurket. Wylst útsein guon dielen fan it lichem, alle oare organen rêst nedich hawwe. Lit ús begripe troch in foarbyld. Stel dat jo in bestjoerder binne en lit my jo fertelle dat jo de kommende trije dagen kontinu ride moatte. Jo moatte sels net sliepe yn dizze trije dagen. Der is alle kâns dat jo in auto-ûngemak meitsje. Itselde is it gefal mei de dielen fan ús lichem. Se hawwe ek rêst nedich. Langhanam betsjut fêstjen dat rêst jout. It genêzingsproses wurdt versneld tidens Langhanam. Ekstra glukoaze wurdt opnommen. It ekstra fet begjint te smelten. Wat ek ekstra is yn it lichem, Langhanam balansearret it. Ik hâld spesjaal foar Langhanam. It ûntwerp fan myn dieet is sa dat it wurdt oerslein yn it dieet sels. Fruchten, salades en millets wurde tige fluch fertarre. Op dizze manier, as dingen fluch wurde fertarre, sil it lichem de rest fan 'e tiid leech bliuwe en har genêzingen folbringe en de ûnbalâns korrigearje.

Klysma

Klysma, dat ik al yn detail beskreaun. Enema is it kado fan Ayurveda, dy't wy no yn 'e moderne tiid mei dizze namme kenne.

Triphala

Triphala bestiet út trije fruchten. Amla, Haran en Bahera. It moat brûkt wurde yn dizze ferhâlding Amla 3 ratio, Haran 2 ratio, en Bahera 1 ratio. Dizze ferhâlding is foar it skjinmeitsjen fan 'e mage. D'r is in beskriuwing fan ferskate proporsjes yn ferskate sykten yn Ayurveda. Amla is ien fan de pear fruchten yn 'e wrâld, dêr't yn totaal fiif sappen binne

fûn. De smaak fan Amla, Haran en Bahera liket hast itselde. Triphala fungearret as in reinigingsmiddel. It reinigt fan 'e digestive track nei de nerven.
Klysma, griene sap, fruit, salade en Millets dogge lykwols itselde ding yn myn dieet. Dat d'r is gjin need foar Triphala. Dochs, as immen it nimme wol, kin er it nimme, want it is folslein natuerlik.

Detaillearre ynformaasje fan Millet

Hjir sille wy de folgjende ynformaasje krije oer Millet Wat is Millet, wat binne de foardielen, hoefolle soarten binne der yn totaal, en nammen yn it Ingelsk.

Gierst is it nôt fan ús eigen lân. Wat sawat 40 jier lyn yn elke steat fan Yndia yn oerfloed iten waard. Mar no ferbrûkt mar in heul beheind oantal minsken it. Dêrtroch dit nôt as wie it ferdwûn. Mar yn termen fan sûnens is it in protte kearen better as rys en weet. Ik priizgje it allinich nei't ik it direkt konsumeare. Ik haw dien hiel djip ûndersyk op dit nôt. Jo witte allegear dat ik allinich Millets konsumearje yn granen. Fiber is yn lykwichtige kwantiteit yn millets fan sawat 7% oant 12%. It is heul wicht ch om glêstried yn ús iten te hawwen, om't glêstried net allinich de senuwen skjinmakket, mar ek digestive Track. Wy witte hiel goed dat 80-90% fan 'e sykten fan' e wrâld troch de mage passe. Millets soarget foar de mage. Wat oare granen wy ite, de hoemannichte glêstried yn har is heul minder of allinich nominaal. Bygelyks, d'r is mar 0,2% glêstried yn rys en 1,2% glêstried yn weet. Wy ferwiderje ek de glêstried dy't yn weet is troch it troch in sieve te ferpleatsen. Hjir haw ik it oer bran. Bôle iten sûnder bran sit fêst yn ús darmen. En dit is wêr't de sykte begjint. Dit is de woartel fan gas, acidity en constipatie.

Millet is in net-soere nôt. De persoan dy't acidity hat moat gierst nimme ynstee fan weet. Elk iten item hat syn eigen Tasheer. Tasheer betsjut dat it yn it lichem sil gean en waarmte oanmeitsje, sels bliuwt, of koelte leverje. Hoewol't it ferskil is lyts en in sûn persoan kin net iens fiele dit ferskil, mar foar in net goed persoan dit ferskil is as in grut.

De skientme fan millet is dat it ek bloedglucose kontrolearret. It is by steat om dit te dwaan fanwege syn fiber. As in lykwichtige hoemannichte glêstried, makket it glukose stadichoan frij. Dêrtroch bliuwt it bedrach fan sûker yn it bloed net heech. Ik haw in protte Cases beskikber dy't har sûker hawwe kontrolearre troch Millet. Tsjintwurdich binne al dy minsken frij fan sûkermedisinen. Ien mear ding moat wurde hâlden yn gedachten, dat makket it resultaat noch better, foardat it iten Millet, yt 200 oant 250 gram salade. Wy hawwe sjoen dat dejingen dy't salade mei gierst konsumeare, har sûker better kontrolearre waarden dan dyjingen dy't allinich gierst konsumeare.

Millet is benammen te finen yn 9-10 soarten yn ús lân. Mar ik sil mar oer fiif millets prate. Omdat de hoemannichte glêstried yn dizze fiif millets wat heger is as de rest. It is as folget respektivelik. 1. Brown Top (Griene Kangni), 2. Foxtail (Kangni), 3. Kodo (Kodra) 4. Little (Kutki), 5. Barnyard (Sanwa)

Soak foar 8 oeren foardat jo gierst meitsje. It wurdt goed fertarde troch itenjen fan iten, om't it in goede hoemannichte glêstried hat, dus it wekjen is tige wichtich. Nei it weakjen, meitsje it as rys en konsumearje it. Op dizze manier ferfange tarwe en rys folslein troch gierst.

Organyske Peanuts

Myn wichtichste boarne fan proteïne en fet is pinda's. Soak it yn wetter foar acht oeren, dan konsumearje it, de bêste tiid om it te konsumearjen is nei de middei. Nim it net moarns betiid, om't it tige swier is om te fertarren. Dêrom, konsumearje it allinich nei 8-10 moannen nei it begjin fan it dieet. Nei acht oant tsien moannen fan dieet, wurdt it spijsvertering systeem tige sterk. Waans spijsvertering systeem is sterk, hy kin konsumearje it sa gau as er begjint it dieet. Peanuts befetsje 50% hege kwaliteit fet, en 25% hege nivo's fan proteïne. It aaiwyt oanwêzich yn it is op it nivo fan molke en fleis. It kin ek konsumearre wurde troch minsken dy't lije oan sûker, om't it bedrach fan koalhydraten deryn minder is. In oar skaaimerk dat ik en oare dieet-folgjende minsken hawwe opfallen is dat it wurdt skjinmakke colon hiel goed nei it iten it.

Spiritualiteit, de Bhagavad Gita, en it berikken fan Bhagavad Gyan

Dit boek stiet my wirklik foar. Hokker kennis ek yn my is befette, wat ik yn it libben leard haw troch de genede fan God, ik sil it allegear opnimme yn dit boek. Oft it besibbe is oan iten, mei Ayurveda, of oan spiritualiteit.

Wat wy no besprutsen, wie de kennis om it fysike lichem yn oarder te hâlden. No sille wy prate oer it kontrolearjen fan it subtile lichem, d.w.z. geast, yntellekt en sintugen. Us lichem is net allinich in fysyk lichem. Yn syn essinsje binne it subtile lichem en siel ek ferbûn. Al dizze meitsje in minske út. Sykte komt net allinich yn it fysike lichem, mar ek yn it subtile lichem. Dit haadstik sil prate oer it hâlden fan it subtile lichem sûn. Dizze sykte wurdt yn de hjoeddeiske taal in psychologysk probleem neamd. Dit probleem is binnen de geast. Dizze sykte is neat, mar allinich en allinich eangst. Eangst ûntstiet út ûnwittendheid, as wy kennis hawwe, dan sil ús eangst ek einigje. Dit haadstik giet allinich oer kennis. Dizze kennis fan 'e wierheid is net fan my. Dizze kennis wurdt sein troch de Heare sels. Yn dit haadstik sil ik deselde kennis oan jo útlizze yn ienfâldige taal. De reden foar de eangst dy't yn ús geast ûntstiet is dat wy de kennis fan ús eigen natuer net hawwe. Wêr komme wy wei, wêr sille wy gean nei it ferlitten fan it lichem fan 'e dea? Wat is ús doel op dizze ierde? Is der in wrâld bûten dit? Is der immen noch machtiger? As al dizze fragen wurde beantwurde, dan sil ús geast yn frede wêze. D'r sil tefredenheid wêze yn 'e geast en jo kinne jo wurk op in noflike manier dwaan. Yn dit haadstik sille wy ek prate oer meditaasje tegearre mei de kennis fan God. It is nedich om beide tegearre te dwaan, dat is myn ûnderfining.

Bêste lêzers, ik haw wat fersen fan Bhagavad Gita yn myn libben brocht. Dy fersen binne ûnthâlden. Ik sjong se alle dagen. Djippe meditaasje is ek dien oer dizze fersen. Mei dizze kennis bin ik feroare en sil jo libben ek feroare wurde. Myn libben is feroare, dus ik nim dizze kennis op yn dit boek. Mei dizze kennis fan God haw ik it antwurd fûn op elke fraach fan it libben. D'r is gjin sa'n fraach yn dizze wrâld dy't God net hat beäntwurde yn 'e Bhagavad Gita. Sûnt ik dizze kennis opdien haw, sit ik nergens yn myn libben fêst. Faak komme wy op in soad plakken fêst. Net yn steat om besluten te nimmen ûnder bepaalde omstannichheden. Kin net iens ûnderskied meitsje tusken goed en ferkeard. Mar as jo de kennis fan God hawwe, dan nimme jo it beslút yn in jiffy. D'r binne twa dingen yn dizze materiële wrâld, ien realiteit en de oare maya. Oant hjoed hawwe wy allegear Maya beskôge as de realiteit en wy hiene gjin kennis fan wat de realiteit is. Dit is de oarsaak fan ús fertriet. It lijen is neat mar alle ellinde ûntstiet út dizze ûnwittendheid. Nei dizze kennis sille jo it ferskil kinne witte tusken realiteit en maya. Mei dizze krekte kennis sille al jo fertriet einigje.

Ien ding dat ik haw opfallen is dat wy net allinich yn Yndia, mar oer de heule wrâld allinich it fysike lichem behannelje. Alle sikehûzen, kliniken behannelje allinich it fysike lichem. Dit is de reden wêrom't wy net it folsleine foardiel krije. Oan de iene kant krije wy behanneling en oan de oare kant ite wy pillen foar depresje en slapeloosheid. Om de geast te kontrolearjen en de geast te genêzen sil net dien wurde troch dizze pillen. Sliep sil net komme fan pillen. As jo hjoed sliepe nei it nimmen fan ien pil, dan sille jo nei 4 moannen sliepe nei it nimmen fan 2 pillen. Want no wurket de dosis fan ien pil net. Op dizze manier sil de kwantiteit trochgean te ferheegjen, hoefolle pillen sille jo ite. Dêrom is it heul wichtich om kennis te hawwen fan 'e ultime wierheid. Want nei it witten fan de ultime wierheid is gjin medisinen mear nedich.

Bhagwat Gita - Guon fersen

na jāyate mriyate vā kadāchin
nāyaṁ bhūtvā bhavitā vā na bhūyaḥ

organisaasje nityaḥ śhāśhvato 'yaṁ

purāṇo
na hanyate hanyamāne śharīre - 2.20

De siel wurdt net berne, noch stjert se; noch ienris bestean, hâldt it oait op te wêzen. De siel is sûnder berte, ivich, ûnstjerlik en leeftydsleas. It wurdt net ferneatige as it lichem wurdt ferneatige.

vāsānsi jīrṇāni yathā vihāya

navāni gṛhṇāti naro 'parāṇi

tathā śharīrāṇi vihāya jīrṇānya

nyāni sanyāti navāni dehī - 2.22

As in persoan ôfsliten klean en nije draacht, likegoed, op 'e tiid fan' e dea, smyt de siel har ôfsliten lichem en giet in nij ien.

nainaṁ chhindanti śastrāṇi nainaṁ dahati

pāvakaḥ

na chainṁ kledayantyāpo na śhoṣhayati

mārutaḥ - 2.23

Wapens kinne de siel net ferbrekke, noch kin it fjoer ferbaarne. Wetter kin it net wietelje, en de wyn kin it ek net droegje.

achchhedyo 'yam adāhyo 'yam akledyo 'śhoṣhya eva cha
nityaḥ sarva-gataḥ sthāṇur achalo 'yaṁ sanātanaḥ -

De siel is ûnbrekber en ûnbrânber; it kin net befochtigd noch droech wurde. It is ivich, op alle plakken, ûnferoarlik, ûnferoarlik en primordial.

karmaṇy-evādhikāras de mā phaleṣhu kadāchana
troch karma-phala-hetur bhūr troch de saṅgo 'stvakarmaṇi - 2.47

Jo hawwe it rjocht om jo foarskreaune taken út te fieren, mar jo hawwe gjin rjocht op 'e fruchten fan jo aksjes. Beskôgje josels noait as de oarsaak fan 'e resultaten fan jo aktiviteiten, en wês ek net ferbûn oan inaksje.

yoga-sthaḥ kuru karmāṇi saṅgaṁ tyaktvā dhanañjaya
siddhy-asiddhyoḥ samo bhūtvā samatvaṁ yoga uchyate - 2.48

Wês stevich yn 'e útfiering fan jo plicht, o Arjun, ferlitte de hechting oan sukses en mislearring. Sa'n lykwichtigens wurdt Yog neamd.

yaḥ sarvatrānabhisnehas tat tat prāpya śhubhāśhubham
nābhinandati na dveṣḥi tasya prajñā pratiṣhṭhitā - 2.57

Ien dy't ûnder alle betingsten ûnbeheind bliuwt, en net bliid is mei gelok noch troch ferdrukking ferneatige, hy is in wize mei perfekte kennis.

yadā sanharate chāyaṁ kūrmo 'ṅgānīva

sarvaśhaḥ

indriyāṇīndriyārthebhyas tasya prajñā

pratiṣhṭhitā - 2.58

Ien dy't by steat is om de sinnen werom te lûken fan har objekten, krekt sa't in skyldpod syn ledematen weromlûkt yn syn shell, is fêstige yn godlike wiisheid.

dhyāyato viṣhayān puṁsaḥ saṅgas

teṣhūpajāyate

saṅgāt sañjāyate kāmaḥ kāmāt krodho

'bhijāyate 2.62

By it betinken fan 'e objekten fan 'e sintugen ûntwikkelt men oanhing mei har. Oanhing liedt ta begearte, en út begearte ûntstiet lilkens.

krodhād bhavati sammohaḥ sammohāt

smṛti-vibhramaḥ

smṛti-bhranśhād buddhi-nāśho buddhi-

nāśhāt praṇaśhyati -2.63

Lulkens liedt ta bewolking fan it oardiel, wat resulteart yn betizing fan it ûnthâld. As it ûnthâld ferbjustere is, wurdt it yntellekt ferneatige; en as it yntellekt wurdt ferneatige, is ien ferneatige.

rāga-dvesha-viyuktais tu vishayān

indriyaiśh charan

ātma-vaśhyair-vidheyātmā prasādam

adhigachchhati - 2.64

Mar ien dy't de geast kontrolearret, en frij is fan oanhing en ôfkear, sels by it brûken fan 'e objekten fan 'e sinnen, berikt de genede fan God.

indriyāṇāṁ is it karakteristyk fan 'e geast

tadasya harati prajñāṁ vāyur nāvam

ivāmbhasi - 2.67

Krekt sa't in hurde wyn in boat fan syn chartered koers op it wetter feie, kin sels ien fan 'e sintugen dêr't de geast him op rjochtet, it yntellekt op 'e dwaal bringe.

āpūryamāṇam achala-pratiṣhṭhaṁ

samudram āpaḥ praviśhanti yadvat

tadvat kamā yaṁ praviśhanti sarve

sa śhāntim āpnoti na kāma-kāmī - 2.70

Krekt sa't de oseaan ûnfersteurd bliuwt troch de ûnophâldende stream fan wetter út rivieren dy't dêryn fusearje, ek komt de wize dy't nettsjinsteande de stream fan winske objekten om him hinne ûnbeweechlik bliuwt frede, en net de persoan dy't stribbet om begearten te befredigjen.

vihāya kāmān yaḥ sarvān pumānśh

charati niḥspṛhaḥ

nirmamo nirahankāraḥ sa śāntim

adhigachchhati - 2.711

Dy persoan, dy't alle materiële winsken opjout en frij libbet fan in gefoel fan habsucht, eigendom en egoïsme, berikt perfekte frede.

prakṛiteḥ kriyamāṇāni guṇaiḥ karmāṇi

sarvaśhaḥ

ahankāra-vimūḍhātmā kartāham iti

manyate - 3.27

Alle aktiviteiten wurde útfierd troch de trije modi fan materiële natuer. Mar yn ûnwittendheid tinkt de siel, misledige troch falske identifikaasje mei it lichem, oan himsels as de dieder.

śhreyān swa-dharmo viguṇaḥ para-
dharmāt sv-anuṣhṭhitāt
swa-dharme nidhanaṁ śhreyaḥ para-
dharmo bhayāvahaḥ 3.35

It is folle better om ien syn natuerlike foarskreaune plicht út te fieren, alhoewol't tinted mei fouten, dan in oar syn foarskreaune plicht út te fieren, hoewol perfekt. Yn feite is it better om te stjerren yn 'e útfiering fan' e plicht, dan it paad fan in oar te folgjen, dat beladen is mei gefaar.

kāma eṣha krodha eṣha rajo-guṇa-
samudbhavaḥ
mahāśhano mahā-pāpmā viddhyenam iha
vairiṇam

De Allerheechste Hear sei: It is allinne lust, dat is berne út kontakt mei de wize fan hertstocht, en letter omfoarme ta lilkens. Ken dit as de sûndige, alles-fersierjende fijân yn 'e wrâld.

indriyāṇi mano buddhir asyādhiṣhṭhānam
uchyate
etair vimohayatyeṣha jñānam āvṛitya
dehinam 3.40

De sinnen, geast en yntellekt wurde sein dat se briedgrûnen fan winsk binne. Troch har ferwolket it jins kennis en ferrifelet de belichaamde siel.

imaṁ vivasvate yogaṁ proktavān aham

avyayam
vivasvān manave prāha manur

ikṣhvākave 'bravīt

4.01

De Supreme Lord Shree Krishna sei: Ik learde dizze ivige wittenskip fan Yog oan de Sinnegod, Vivasvan, dy't it trochjûn oan Manu; en Manu, op syn beurt, ynstruearre it oan Ikshvaku.

vīta-rāga-bhaya-krodhā man-mayā mām

upāśhritāḥ
bahavo jñāna-tapasā pūtā mad-bhāvam

āgatāḥ - 4.10

Troch frij te wêzen fan gehechtheid, eangst en grime, folslein yn My opnommen te wurden en taflecht te sykjen yn My, waarden in protte persoanen yn it ferline suvere troch kennis fan My, en berikten sa Myn godlike leafde.

tyaktvā karma-phalāsaṅgaṁ nitya-tṛipto

nirāśhrayaḥ

*karmaṇyabhipravṛitto 'pi naiva
kiñchit karoti saḥ - 4.20*

Sokke minsken, dy't de oanhing opjûn hawwe oan 'e fruchten fan har dieden, binne altyd tefreden en net ôfhinklik fan eksterne dingen. Nettsjinsteande it dwaan fan aktiviteiten dogge se hielendal neat.

nirāśhīr yata-chittātmā tyakta-sarva-

parigrahaḥ śhārīraṁ kevalaṁ karma

kurvan nāpnoti kilbiṣham - 4.21

Frij fan ferwachtingen en it gefoel fan eigendom, mei de geast en yntellekt folslein kontroleare, meitsje se gjin sûnde, ek al dogge se aksjes troch har lichem.

yadṛichchhā-lābha-santuṣhṭo dvandvātīto

vimatsaraḥ

samaḥ siddhāvasiddhau cha kṛitvāpi na

nibadhyate - 4.22

Tefreden mei hokker winst dan ek komt fan harsels, en frij fan oergeunst, se binne bûten de dualiteiten fan it libben. Troch lykwicht te wêzen yn sukses en mislearring, binne se net bûn troch har aksjes, sels by it útfieren fan allerhanne aktiviteiten.

apāne juhvati prāṇaṁ prāṇe 'pānaṁ
tathāpare
prāṇāpāna-gatī ruddhvā prāṇāyāma-
parāyaṇāḥ
niyatāhārāḥ prāṇān prāṇeṣhu juhvati
ferskynt
sarve 'pyete yajña-vido yajña-kṣhapita-
kalmaṣhāḥ

Wer oaren biede as offer de útgeande azem yn 'e ynkommende azem, wylst guon de ynkommende azem yn 'e útgeande azem biede. Guon oefenje moeizaam prāṇāyām en beheine de ynkommende en útgeande sykheljen, suver opnommen yn 'e regeling fan' e libbenenerzjy. Noch oaren beheine har fiedselopname en biede de azem yn 'e libbenenerzjy as offer. Al dizze offerkenners wurde reinige fan har ûnreinheden as gefolch fan sokke optredens.

yaj jñātvā na punar moham evaṁ yāsyasi
pāṇḍava -
he bhūtānyaśheṣheṇa
drakṣhyasyātmanyatho mayi - 4.35

Folgje dit paad en hawwen berikt ferljochting fan in Guru, O Arjun, do silst net mear falle yn waan. Yn it ljocht fan dy kennis sille jo sjen dat alle libbene wêzens mar dielen binne fan 'e Allerheechste, en binne yn My.

api ched asi pāpebhyaḥ sarvebhyaḥ pāpa-

kṛt-tamaḥ

sarvaṁ jñāna-plavenaiva vṛjinaṁ

santariṣhyasi - 4.36

Sels dejingen dy't beskôge wurde as de meast ymmorele fan alle sûnders, kinne dizze oseaan fan materieel bestean oerstekke troch harsels te sitten yn 'e boat fan godlike kennis.

śhraddhāvānllabhate jñānaṁ fan 'e paraḥ

sanyatendriyaḥ

jñānaṁ labdhvā parāṁ śhāntim

achireṇādhigachchhati -4.39

Dejingen waans leauwe djip is en dy't oefene hawwe om har geast en sinnen te kontrolearjen, berikke godlike kennis. Troch sokke transzendintale kennis berikke se fluch ivige heechste frede.

jitātmanaḥ praśhāntasya paramātmā

samāhitaḥ

śhītoṣhṇa-sukha-duḥkheṣhu tathā

mānāpamānayoḥ - 6.7

De yogi's dy't de geast ferovere hawwe, steane boppe de dualiteiten fan kjeld en waarmte, freugde en fertriet, en eare en skande. Sokke yogi's bliuwe freedsum en fêst yn har tawijing oan God.

ananya-chetāḥ satataṁ yo māṁ smarati

nityaśhaḥ

tasyāhaṁ sulabhaḥ pārtha nitya-yuktasya

yoginaḥ - 8.14

O Parth, foar dy yogi's dy't altyd mei eksklusive tawijing oan My tinke, bin ik maklik te berikken fanwegen har konstante opname yn My.

mayā tatam idaṁ sarvaṁ jagad avyakta-

mūrtinā

mat-sthāni sarva-bhūtāni na chāhaṁ

teṣhvavasthitaḥ -9.4

Dizze hiele kosmyske manifestaasje wurdt troch My yn Myn ûnmanifesteare foarm trochkringe. Alle libbene wêzens wenje yn My, mar Ik wenje net yn harren.

na cha mat-sthāni bhūtāni paśhya me
yogam aiśhwaram

bhūta-bhṛn na cha bhūta-stho mamātmā

bhūta-bhāvanaḥ - 9.5

En dochs bliuwe de libbene wêzens net yn My. Sjuch it mystearje fan Myn godlike enerzjy! Hoewol ik de Skepper en Underhâlder bin fan alle libbene wêzens, bin ik net beynfloede troch har of troch materiële natuer.

patraṁ puṣhpaṁ phalaṁ toyaṁ yo me
bhaktyā prayachchhati

tadahaṁ bhaktyupahṛitam aśhnāmi

prayatātmanaḥ - 9.26

As men My mei tawijing in blêd, in blom, in frucht, of sels wetter oanbiedt, nim ik hearlik diel oan dat item dat mei leafde oanbean wurdt troch Myn tawijde yn suver bewustwêzen.

man-manā bhava mad-bhakto mad-yājī
māṁ namaskuru

mām evaiṣhyasi yuktvaivam ātmānaṁ

mat-parāyaṇaḥ - 9.34

Tink altyd oan My, wês wijd oan My, oanbidde My, en bied eare oan My. Neidat jo jo geast en lichem oan My hawwe wijd, sille jo wis nei My komme.

aham ātmā guḍākeśha sarva-bhūtāśhaya-

sthitaḥ

aham ādiśh cha madhyaṁ cha bhūtānām

anta eva cha - 10.20

O Arjun, ik sit yn it hert fan alle libbene entiteiten. Ik bin it begjin, midden en ein fan alle wêzens.

daṇḍo damayatām asmi nītir asmi

jigīṣhatām

maunaṁ chaivāsmi guhyānāṁ jñānaṁ

jñānavatām aham

Ik bin gewoan straf ûnder middels om wetteloosheid te foarkommen, en goed gedrach ûnder dyjingen dy't oerwinning sykje. Under geheimen bin ik stilte, en yn 'e wizen bin ik har wiisheid.

Yach chāpi sarva-bhūtānāṁ bījaṁ tad

aham, O Arjuna

na tad asti vinā yat syān mayā bhūtaṁ

charācharam

Ik bin it generearjende sied fan alle libbene wêzens, O Arjun. Gjin skepsel dat beweecht of net beweecht kin sûnder My bestean.

yad yad vibhūtimat sattvaṁ śhrīmad

ūrjitam eva vā

tat tad evāvagachchha tvaṁ mama tejo

'nśha-sambhavam

Wat jo ek sjogge as moai, glorieuze of machtich, wit it om út mar in fonk fan Myn pracht te springen.

atha vā bahunaitena kiṁ jñātena

tavārjuna

viṣhṭabhyāham idaṁ kṛitsnam ekānśhena

sthito jagat

Hokker ferlet is der foar al dizze detaillearre kennis, O Arjun? Wit gewoan dat ik troch ien fraksje fan Myn wêzen dizze hiele skepping trochkring en stypje.

śrī-bhagavān uvācha
kalo 'smi loka-kṣhaya-kṛit pravṛiddho

lokān samāhartum iha pravṛittaḥ

ṛite 'pi tvāṁ na bhaviṣhyanti sarve

ye 'vasthitāḥ pratyanīkeṣhu yodhāḥ - 11.32

De Allerheechste Hear sei: Ik bin machtige Tiid, de boarne fan ferneatiging dy't nei foaren komt om de wrâlden te ferneatigjen. Sels sûnder jo dielname sille de krigers yn it tsjinoerstelde leger ophâlde te bestean.

ye tv akṣharam anirdeśhyam avyaktaṁ
paryupāsate
sarvatra-gam achintyañcha kūṭa-stham
achalandhruvam
sanniyamyendriya-grāmaṁ sarvatra
sama-buddhayaḥ
te prāpnuvanti mām eva sarva-bhūta-hite
ratāḥ

Mar dejingen dy't it foarmleaze aspekt fan 'e Absolute Wierheid oanbidde - it ûnfergonklike, it net te definiearjen, it ûnmanifesteare, it alles trochkringende, it net te tinken, it ûnferoarlike, it ivige en it ûnbeweechbere - troch har sinnen te beheinen en oeral gelyk te wêzen, sokke persoanen, dwaande mei it wolwêzen fan alle wêzens, berikke My ek.

ye tu sarvāṇi karmāṇi mayi sannyasya
mat-paraḥ
ananyenaiva yogena māṁ dhyāyanta
upāsate

teṣhām ahaṁ samuddhartā mṛtyu-

saṁsāra-sāgarāt

bhavami na chirāt pārtha mayy āveśhita-
chetasām

Mar dejingen dy't al har dieden oan My wijde, My as it Heechste doel oansjen, My oanbidden en My mei eksklusive tawijing meditearje, o Parth, Ik rêd se fluch út 'e oseaan fan berte en dea, want har bewustwêzen is mei My ferienige.

mahā-bhūtāny ahankāro buddhir
avyaktam eva cha

indriyāṇi daśhaikaṁ cha pañcha

chendriya-gocharāḥ

It fjild fan aktiviteit is gearstald út de fiif grutte eleminten, it ik, it yntellekt, de ûnmanifestearre oerstof, de alve sintugen (fiif kennissintugen, fiif wurkjende sintugen en geast), en de fiif objekten fan 'e sintugen.

ichchhā dveṣhaḥ sukhaṁ duḥkhaṁ

saṅghātaśh chetanā dhṛitiḥ

etat kṣhetraṁ samāsena sa-vikāram

udāhṛitam

Begearte en ôfkear, lok en ellinde, it lichem, it bewustwêzen en de wil - dit alles omfettet it fjild en syn wizigingen.

amānitvam adambhitvam ahinsā kṣhāntir āryavam

āchāryopāsanaṁ śhauchaṁ sthairyam ātma-vinigrahaḥ

indriyārtheṣhu vairāgyam anahankāra eva cha

janma-mṛtyu-jarā-vyādhi-duḥkha-doṣhānudarśhanam

asaktir anabhiṣhvaṅgaḥ putra-dāra-gṛhādiṣhu

nityaṁ cha sama-chittatvam

iṣhṭāniṣhṭopapattiṣhu mayi chānanya-yogena bhaktir avyabhichāriṇī

vivikta-deśha-sevitvam aratir jana-sansadi

adhyātma-jñāna-nityatvaṁ tattva-jñānārtha-darśhanam

etaj jñānam iti proktam ajñānaṁ yad ato 'nyathā

Humbleness; frijheid fan hypokrisy; net-geweld; ferjouwing; ienfâld; tsjinst fan 'e Guru; skjinens fan lichem en geast; steadfastness; en selskontrôle; dispassion nei de objekten fan 'e sintugen; ôfwêzigens fan egoïsme; it kwea fan berte, sykte, âlderdom en dea yn gedachten hâlde; net-oanhing; ûntbrekken fan fêsthâlden oan spouse, bern, thús, ensfh; selsstannigens te midden fan winske en net winske foarfallen yn it libben; konstante en eksklusive tawijing oan My; in oanstriid foar iensume plakken en in ôfkear fan 'e wrâldske maatskippij; konstante yn geastlike kennis; en filosofysk stribjen nei de Absolute Wierheid - dit alles ferklearje ik kennis te wêzen, en wat der tsjinoer stiet, neam ik ûnwittendheid.

sarva-dvāreṣhu dehe 'smin prakāśha

upajāyate

jñānaṁ yadā tadā vidyād vivṛddhaṁ

sattvam ity uta

lobhaḥ pravṛttir ārambhaḥ karmaṇām

aśhamaḥ spṛhā

rajasy etāni jāyante vivṛddhe

bharatarṣhabha

aprakāśho 'pravṛttiśh cha pramādo moha

eva cha

tamasy etāni jāyante vivṛddhe kuru-

nandana

As alle poarten fan it lichem wurde ferljochte troch kennis, wit dat it in manifestaasje is fan 'e wize fan goedens. As de modus fan passy oerhearsket, O Arjun, ûntwikkelje de symptomen fan habsucht, ynspanning foar wrâldske winst, ûnrêst en begearte. O Arjun, ûnwittenskip, inertia, negligens en waan - dit binne de dominante tekens fan 'e wize fan ûnwittendheid.

sattvāt sañjāyate jñānaṁ rajaso lobha eva
cha
pramāda-mohau tamaso bhavato 'jñānam
eva cha

Ut 'e wize fan goedens ûntstiet kennis, út 'e wize fan hertstocht ûntstiet habsucht, en út 'e wize fan ûnwittendheid ûntstean negligens en waan.

De essinsje fan 'e Bhagavad Gita sa't ik begrepen en assimilearre.

Wy binne net it lichem. Wy binne siel. It lichem is as in doek. De manier wêrop wy ús klean bliuwe feroarje, op deselde manier bliuwe wy, de siel, it lichem feroarje. Krekt sa't wy net oan klean binne, moatte wy op deselde wize net oan it lichem ferbûn wêze. Dizze taheaksel is de oarsaak fan fertriet. D'r is gjin dea fan 'e siel, dus wêr moatte wy bang foar wêze? Wy sille der moarn noch wêze. Wiene der sels foar dizze skepping, sil der wêze sels nei it ein fan dizze wrâld. Dus ferwiderje eangst út jo geast. De siel is it diel fan God. Dit is wat de Heare sels seit yn haadstik 10.

rjochte manier om te hanneljen
Wy hawwe it rjocht om it wurk te dwaan, mar de frucht fan 'e aksje is net yn ús hannen, it is yn 'e hannen fan God. Dêrom moatte wy trochgean mei wurk, nea tinke dat wy sille slagje of mislearje. Wy sille winne of ferlieze. Sille wy stjerre of libje? Karma moat dien wurde neffens de plichten. Karma moat nea dien wurde foar it ferfoljen fan syn winsken. De persoan dy't wurket foar it ferfoljen fan syn winsken is altyd ûngelokkich. Want winsk is in lêst. Nije begearten wurde altyd yn ús berne. Nei it ferfoljen fan ien winsk wurdt in oare winsk berne. Dus

hoefolle winsken sille jo ferfolje? Der is gjin ein oan begearten. Dêrom moat it libben mei plicht libbe wurde en net foar it ferfoljen fan 'e winsken.

Yn elke omstannichheid hawwe wy in selsgerjochtichheid. En de swadharma fan ús allegearre is oars yn ferskillende omstannichheden. Dêrom moatte wy gjin wurk dwaan dat elkenien sjoen hat. Der moat wurke wurde neffens de eigen religy. Yn guon omstannichheden kin it Swadharma wêze foar my om immen syn libben te nimmen. En it libben jaan foar ien ûnder alle omstannichheden kin foar my ek Swadharma wêze. Jo moatte beslute, wat is jo Swadharma ûnder bepaalde omstannichheden.

Doch karma troch boppe winst en ferlies te kommen.

Troch hieltyd wer oer in ûnderwerp nei te tinken, wurde wy oan dat ûnderwerp hechte. Hjir kin it ûnderwerp in persoan wêze as in objekt. Troch hieltyd wer wat te meditearjen, sil de winsk ûntstean om dat ûnderwerp te berikken. As dat ding net ûntfongen wurdt dan sil grime ûntstean. En ús ûnthâld wurdt betize mei lilkens. En wa't syn ûnthâld betize is, wurdt it yntellekt fan dy persoan ferneatige, om't it yntellekt allinich op 'e oantinkens rêst. As ik alle oantinkens út jo geast wiskje, sille jo gek sjen.
Twa dingen bart troch it beskôgjen fan de ûnderwerpen, of it ûnderwerp sil wurde berikt of it sil net berikt wurde. De beskriuwing fan wat der barre sil as it net wurdt ûntfongen is hjirboppe jûn. No as ik

it krij, sil ik beskriuwe wat der barre sil. As it objekt wurdt wûn, is d'r in eangst om it te ferliezen. De problemen sille net einigje. Der binne problemen by it ûntfangen en net by it ûntfangen. Wy tinke altyd dat as wy sa'n fruchtber ding krije, dan sil it lok komme. Mar sels nei it berikken is lok momint. Eins is lok net yn 'e ûnderwerpen, wy sykje de ferkearde wrâld, lok is yn jo. As jo net leauwe, doch dan meditaasje en sjoch, de molke fan molke sil wetter fan wetter wurde. Ik haw it sels meimakke, jo moatte it ek besykje. Dêrom sil kontemplaasje fan ûnderwerpen altyd liede ta fertriet.

Lulkens ûntstiet út begearten, dus hâld begearten net. sis ik wer en wer. Libje it libben net foar ferfolling fan begearten, mar foar ferfolling fan plichten. Begearte is ús fijân, it is ús fijân. Hoe earder jo dizze fijân deadzje, hoe better.

Jo kinne perfekt wêze fan binnen, no en op dit stuit. Mar it kin nea perfekt wêze fan bûten. Dus altyd tefreden wêze. Want yn it libben kinne jo sels net tefreden wêze troch alles fan bûten te berikken. Dus learje hjoed en no tefreden te wêzen.

Dizze hiele wrâld is in posysje yn God. God hat de wrâld oernommen. Jo moatte dit ding frjemd fûn hawwe, dat hoe kin God sa'n geweldige skepping hâlde. Ik soe graach in foarbyld jaan, dit lichem wurdt beset troch ús d.w.s. in subtile siel. Wat net iens sichtber is, is sa subtyl. Salang't der in siel yn it lichem is, bliuwt sa'n grut lichem bewege, mar sadree't dy subtile siel it lichem ferlit, op deselde wize falt it lichem mei in klap del. Lykas in subtile siel sa'n grut lichem hâldt, likegoed ûnderhâldt de Heare de hiele skepping.

Wês trou en hawwe leauwe yn God. Groetsje se altyd. Altyd ûnthâlde harren. Wês him altyd tankber. Tankje God foar alles. Set dyn geast yn harren.

Lêste pear wurden

Beste lêzers,

Ik wurkje yn dit fjild fan 'e lêste twa jier. Yn 'e lêste twa jier hawwe tûzenen minsken, troch de ynstruksjes fan my te folgjen, har protte sykten genêzen troch te ferbinen mei de natuer en de natuer oan te nimmen. Dêrom is dizze ûnderfining net allinich fan my, mar is der ek de ûnderfining fan tûzenen oare minsken oan tafoege. Ik soe dit boek nea yn myn libben skriuwe kinnen en as ik it skriuwe kinnen hie, dan haw ik it skriuwe kinnen fanwegen dizze tûzenen minsken. om't dizze minsken it skathûs fan myn fertrouwen binne. Ik wie in persoan dy't minder mei minsken prate. Hie kontakt mei in pear minsken. It wie my ûnmooglik om earne op in platfoarm te praten. Mar hjoed bin ik in oare persoan. Dit alles fan kennis sels, as kennis yn in persoan streamt, wurdt hy in folslein oare macht.

Uteinlik soe ik tsjin jim allegearre sizze dat jim ek mei de natuer ferbine moatte en natuerlik iten oannimme moatte as jim hiele libben frij fan sykten bliuwe wolle. Wa kin better fertelle oer jo sûnens as jo? Wy begripe de heechste wearde fan sûnens as wy siik binne. Wêrom begripe wy net earder, earst hawwe wy dit absolút frij fan God. En wy hawwe sein dat wy de dingen wurdearje dy't fergees ûntfongen binne. Dus as jo it wer krije, sille jo ek de wearde witte. En as de wearde bekend is, dan wurde allinich suver natuerlik iten en positive gedachten yn dit lichem set. En dan sille jo folslein bewust wurde fan dit lichem, wat nuttich is en wat skealik is foar dit lichem. De kennis dy't ik hjir oer praat is dy fan iten en gedachten dy't foardielich binne foar it lichem, en net fan it lichem om yn it lichem te penetrearjen. Jo kinne dat noait dwaan, sels as it ieuwen duorret. Alle dingen makke troch God hearre ta kennis en de natuer is ek makke troch God. Dêrom wit de natuer mear oer ús lichem as ús. Dêrom is it iten dat troch de natuer taret is perfoarst rjocht foar ús lichem, en it iten dat wy tariede is net geskikt foar ús lichem. Dêrom, as minsken folslein natuerlik iten ite, wurde har sykten genêzen, it ienige ferskil is dat de natuer folsleine kennis hat, en wy hawwe heal ûnfolslein.

Ik koe dit boek allinich skriuwe en allinich om't ik twa jier it libben fan 'e hel libbe haw, dus ik wit de wearde fan dizze kennis. Ik haw dit boek sels skreaun nei't ik nachts om twa oere wekker waard, om't ik oerdeis gjin tiid koe krije. Wêrom bin ik yn 'e nacht opstien en skreaun, om't ik de priis fan dizze weardefolle kennis wit. Ik wit dit, as ik dizze kennis hie foardat ik siik waard, soe ik twa jier net yn 'e hel libbe hawwe.

Beste lêzers,
As d'r in tsjinspraak is yn ien fan myn twa dingen, dan kinne d'r mar twa dingen wêze, of ik kin net troch wurden ferklearje, of jo kinne net begripe. Wy kinne net alles útdrukke troch wurden. Stel bygelyks dat jo noait papaya iten hawwe, no hoe kin ik jo de swietens fan papaya útlizze. Wy neame elke

swietens as swiet. Mar de wierheid is dit net. Is de swietens fan gulab jamun fergelykber mei de swietens fan papaya? Mar wy sizze dat papaya swiet is, mar Gulab Jamun wurdt ek swiet neamd. Ik besykje gewoan út te lizzen dat alles net yn wurden útdrukt wurde kin, guon dingen wurde allinich begrepen troch belibjen. Dizze folsleine kennis is fol mei wierheid, dus wês frij fan twifels en assimilearje dizze kennis.

Dankewol,

Yogacharya Shri Anmol Yadav

DearFreonen
As der in flater is yn 'e oersetting fan dit boek, ferjou my dan asjebleaft, ik besykje gewoan de kennis fan dizze wiere en suvere ûnderfining oan jo oer te bringen yn dizze taal. Ik wit de wearde fan dizze kennis. Want troch gebrek oan dizze kennis haw ik 2 jier lêst.

Ik jou altyd myn kontaktgegevens omdat ik in maatskiplik wurker bin. As jo my net berikke kinne, dan is myn sosjale tsjinst omdôch.
Mobile & WhatsApp- (Yndia) +91-9115112763, +91-8054499284

Social Media Links

Youtube - Yogacharya Shri Anmol Yadav
Facebook - Yogacharya Shri Anmol Yadav
Amazon Alle boeken -
www.amazon.com/author/anmolyadav

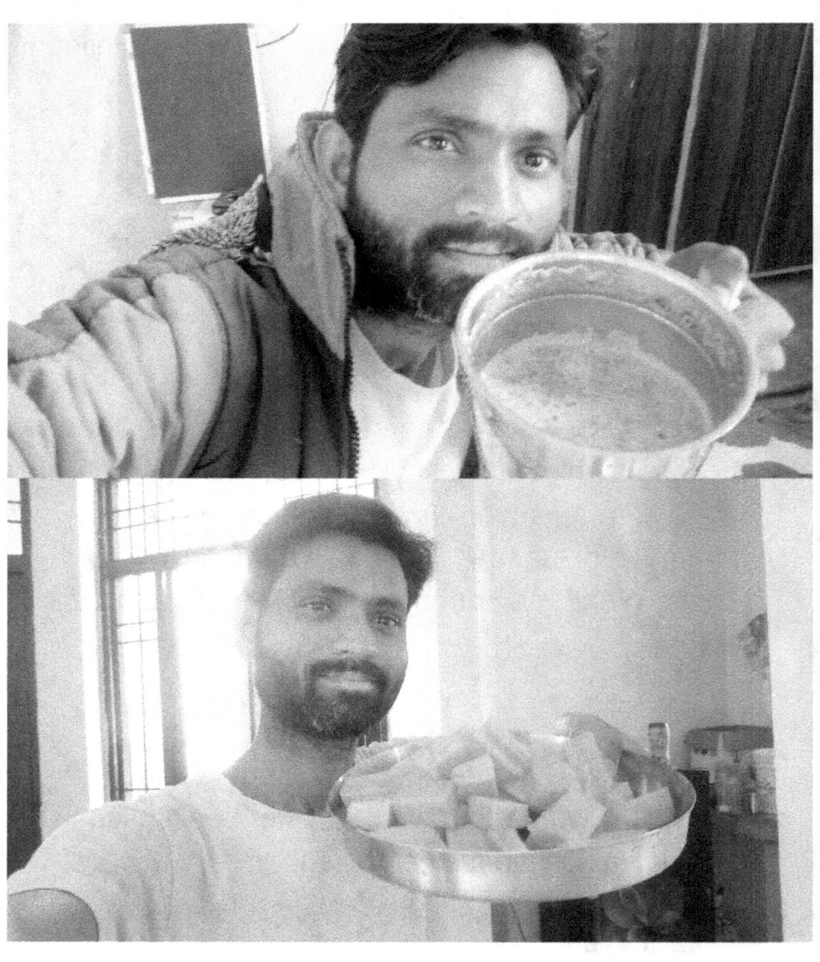

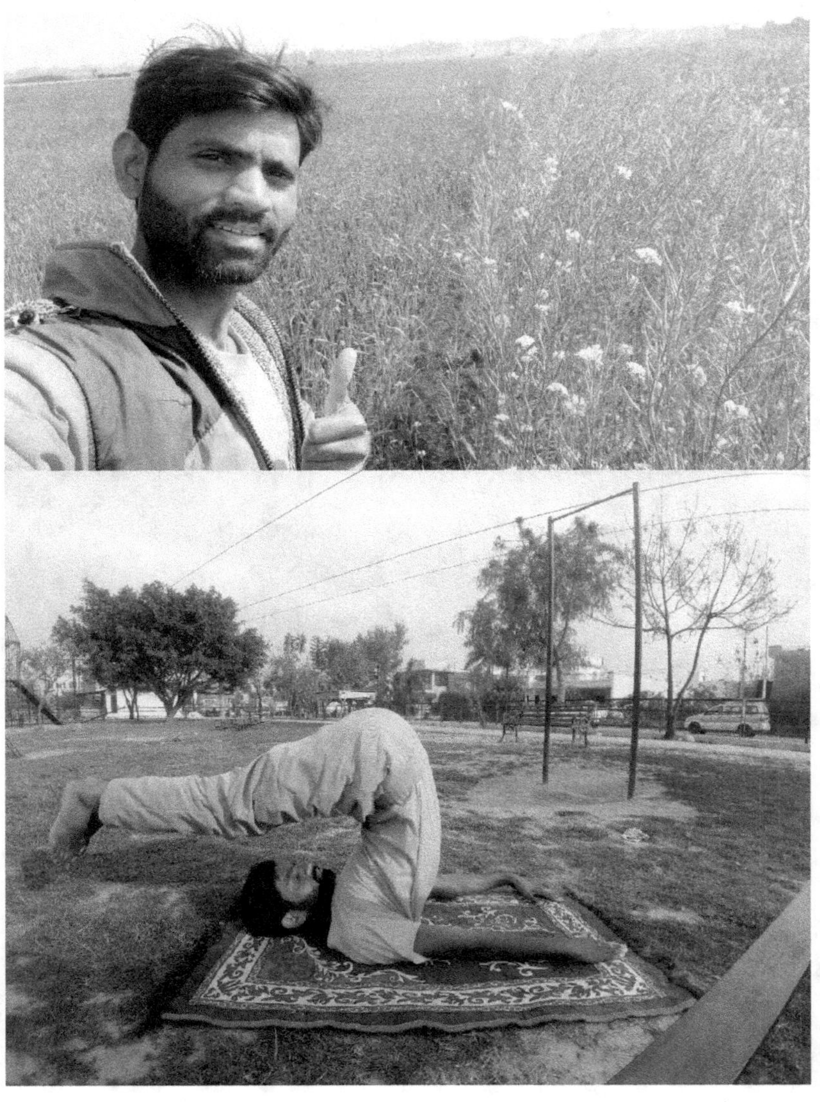

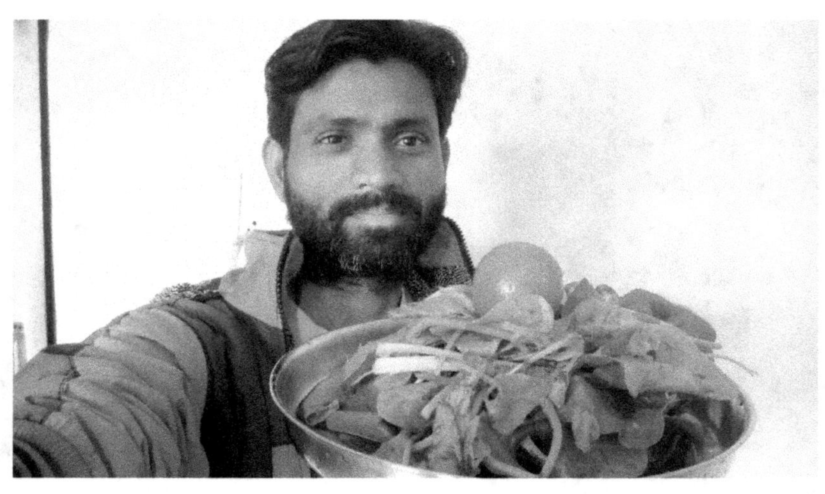

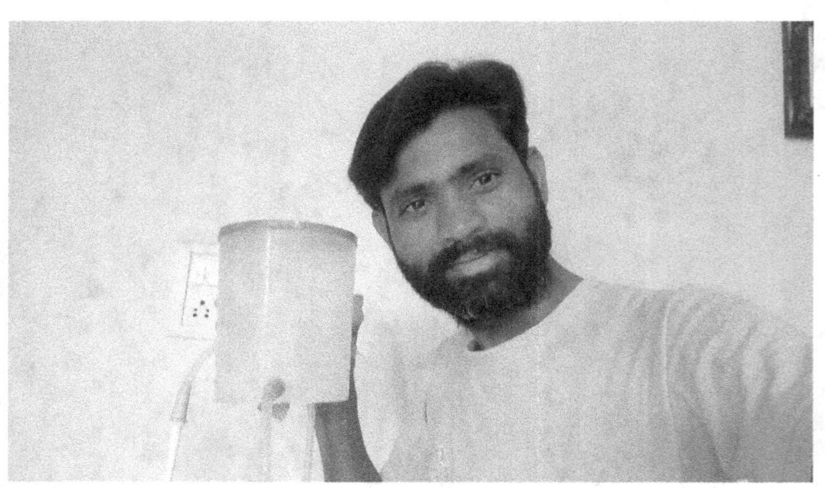

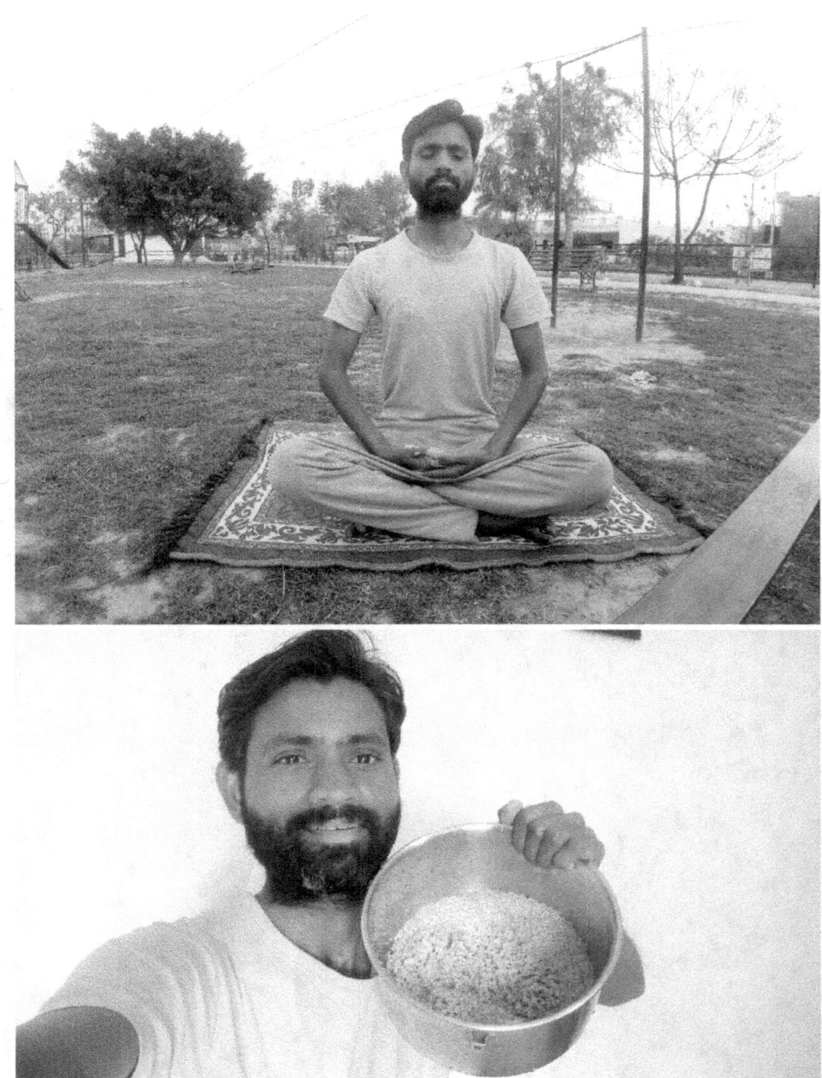

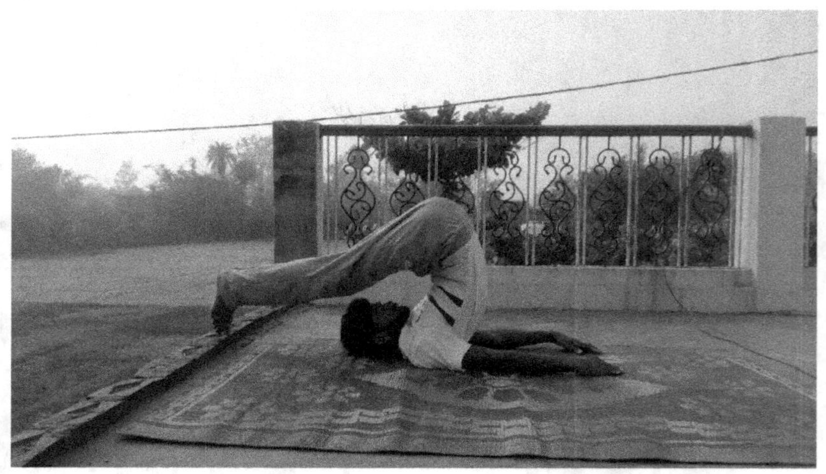